BEI GRIN MACHT SICH IHR WISSEN BEZAHLT

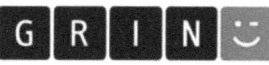

Das Krankenhaus im Jahr 2025

Bibliografische Information der Deutschen Nationalbibliothek:

Die Deutsche Nationalbibliothek verzeichnet diese Publikation in der Deutschen Nationalbibliografie; detaillierte bibliografische Daten sind im Internet über http://dnb.d-nb.de abrufbar.

ISBN: 9783346761125
Dieses Buch ist auch als E-Book erhältlich.

Druck und Bindung: Books on Demand GmbH, Norderstedt Germany
Gedruckt auf säurefreiem Papier aus verantwortungsvollen Quellen

Das vorliegende Werk wurde sorgfältig erarbeitet. Dennoch übernehmen Autoren und Verlag für die Richtigkeit von Angaben, Hinweisen, Links und Ratschlägen sowie eventuelle Druckfehler keine Haftung.

Das Buch bei GRIN: https://www.grin.com/document/1291802

„Krankenhaus im Jahr 2025"

Im Modul „eHealth-Anwendungen"

Flensburg, den 09.12.2014

Inhaltsverzeichnis

1 Einleitung

Die vorliegende Ausarbeitung thematisiert Arbeitsprozesse in einem Krankenhaus im Jahr 2025. Es werden dabei konkret denkbare eHealth-Anwendungen in diesen Prozessen abgebildet. Damit sollen zukunftsorientierte Abläufe, vor allem durch Zuhilfenahme von technischen Geräten und auch softwarebasierten Anwendungen, dargestellt werden. Als Hauptfrage, die es zu beantworten gilt, wird folgende Formulierung aufgestellt: „Welche eHealth-Anwendungen sind aufgrund der sich verändernden Bedingungen im Gesundheitswesen speziell im Krankenhaus im Jahr 2025 flächendeckend denkbar?" Bezüglich der Fragestellung sind zunächst viele Bereiche im Krankenhaus möglich. Zudem gibt es ebenfalls viele eHealth-Anwendungen, die dort zum Einsatz kommen könnten. Die drei Autoren haben keinen Fokus auf bestimmte Teilprozesse, z.B. Aufnahme, Diagnostik oder Entlassung, im Krankenhaus gelegt. Vielmehr geht es um alltägliche Anliegen, die sich aus verschiedenen Prozessen im Krankenhaus ergeben. Außerdem sollen durch die herangezogenen Anwendungen, die in der Arbeit eingangs beschriebenen zukünftigen Probleme, bezüglich der Krankenhaussituation, entgegengewirkt werden und dadurch jeweils die Potentiale der Anwendungen aufzeigen. Der Bereich Pflege wird, wie in der Beschreibung der Kapitel zu sehen, mehr zum Tragen kommen. Hinsichtlich der eHealth-Anwendungen werden mobile Geräte (vor allem Tablets), Spracherkennung, Smartwatch, Smart Glasses, elektronische Patientenakte, Digitalarchiv für patientenrelevante und klinikübergreifende Informationen (Pegasos Medical Information Broker) ausgeführt. Die Autoren hatten zudem zum Ziel, ein möglichst breites Spektrum in Bezug auf die Fragestellung abzudecken. Daher, und aufgrund der Kapazität der Seitenzahl, können die aufgeführten eHealth-Anwendungen nicht in der ausführlichsten Form dargestellt werden. Mögliche Probleme, z.B. Alltagstauglichkeit, technische Hürden, Wiederstände der Nutzer usw., werden nicht ausführlich betrachtet. Lediglich die hygienischen Aspekte von Tablets, aufgrund des großen Potenzials im zukünftigen Klinikalltag, werden präziser formuliert.

Die Arbeit unterteilt sich zu Beginn in zukünftige Bedingungen und Veränderungen der Krankenhauslandschaft und die daraus abzuleitenden Potenziale für eHealth-Anwendungen. Konkret werden darin die Kostensteigerung, die wirtschaftliche Lage der Krankenhäuser, der demographische Wandel, die technische Entwicklung und der Fachkräftemangel beschrieben. Anschließend werden das Krankenhausinformationssystem und die Infrastrukturen, vor allem in Hinblick auf WLAN und elektronische Patientenakte, erläutert. Danach folgen weitere denkbaren eHealth-Anwendungen speziell im Krankenhaus im Jahr 2025, welche eben bereits aufgezählt wurden. Abschließend wird ein Ablauf einer Frühschicht im Klinikalltag 2025 aufgezeigt, worin heutige und zukünftige Unterschiede verdeutlicht werden sollen. Der Begriff Patient oder Arzt, welcher häufig in der Ausarbeitung vorzufinden ist, steht in diesem Falle für beide Geschlechter.

2 Veränderungen und Problematiken der zukünftigen Krankenhauslandschaft

Um eine Einschätzung über die Entwicklungen im Krankenhaus bis zum Jahre 2025 geben zu können, bedarf es einer Betrachtung des deutschen Gesundheitswesens und seiner Veränderungen sowie den treibenden Kräften der technischen Entwicklung. Daraus sollen Potenziale für den eHealth-Bereich verdeutlicht werden, um den jeweiligen Problemen, welche sich aus diesen Veränderungen ergeben, entgegen treten zu können.

Das Gesundheitswesen ist einem stetigen Wandel ausgesetzt. Dabei ist die Gesundheitspolitik von kostendämpfenden Maßnahmen geprägt und der Wettbewerb zwischen Krankenhäusern wurde unter anderem mit der Einführung von Fallpauschalen (DRG) verschärft (vgl. Lüthy/ Buchmann 2009, S. 18f).

2.1 Demografischer Wandel

In Anbetracht des demografischen Wandels lässt sich vermuten, dass sich der Trend zu Kosteneinsparungen fortsetzen wird, da sich durch eine wandelnde Altersstruktur auch das Verhältnis zwischen Einnahmen und Ausgaben verändern wird und mit steigenden Kosten zu rechnen ist. Nach Angaben der Statistischen Ämter wird der Anteil älterer Menschen in Deutschland bis zum Jahre 2030 erheblich zunehmen, während die Zahl der Gesamtbevölkerung abnehmen wird. Auch werden die Geburtenraten und die Zahl junger Menschen stark zurückgehen. Der Anteil der Menschen im Alter von 65 Jahren und älter wird im Zeitraum von 2008 bis zum Jahr 2030 deutlich ansteigen. Im Jahr 2008 gehörten noch 16,7 Mio. Menschen in diese Altersgruppe, bis zum Jahr 2030 wird die Zahl jedoch auf 22,3 Mio. Menschen ansteigen. Dies entspricht einer Steigerung von ca. einem Drittel (33%). Gleichzeitig wird die Bevölkerung von 82,0 Mio. im Jahr 2008 auf 77,4 Mio. Einwohner im Jahr 2030 zurückgehen (vgl. Statistische Ämter des Bundes und der Länder 2011, S. 8). Die Bevölkerung im Erwerbsalter zwischen 20 und 65 Jahren wird nach Meinung der statistischen Ämter schrumpfen. So wird der Anteil an der Gesamtbevölkerung von 61% (49,7 Mio.) auf 54% im Jahr 2030 sinken (vgl. ebenda, S. 23f). Dieses Szenario stellt das Gesundheitswesen vor eine Herausforderung, da zum einen der Anteil der erwerbstätigen Beitragszahler sinkt und zum anderen die Zahl der Rentner steigt (siehe Abbildung 1). Was zur Folge hat, dass einerseits mit sinkenden Einnahmen gerechnet werden muss, da Erwerbstätige in der Regel ein höheres beitragspflichtiges Einkommen haben, und andererseits von höheren Ausgaben, auf Grund einer höheren Leistungsinanspruchnahme im Alter, auszugehen ist (vgl. Böhm et al. 2009, S. 134ff).

Der demografische Wandel zieht nicht nur Veränderungen in der Kostenstruktur der Bevölkerung mit sich, sondern wird auch das Angebot der Leistungserbringer verändern (vgl. Henke/Ehrard 2011, S. 14).

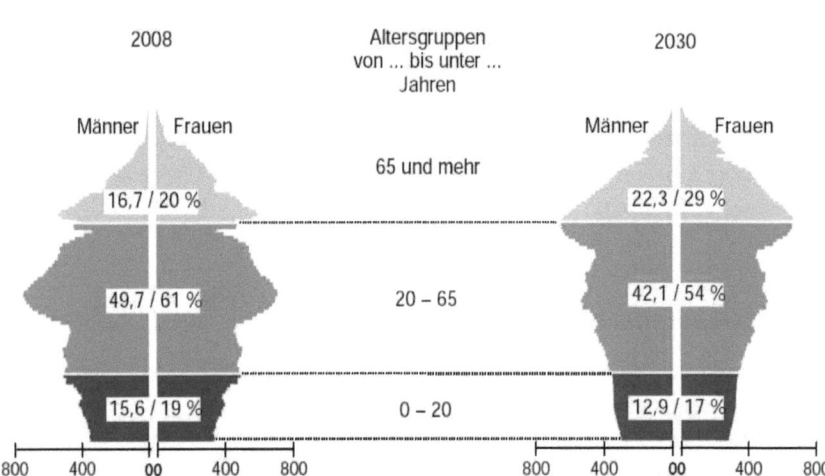

Abbildung 1: Altersaufbau der Bevölkerung in Deutschland (vgl. Statistische Ämter des Bundes und der Länder 2011, S. 24)

2.2 Gesundheitsausgaben und wirtschaftliche Lage im Krankenhaussektor

Krankenhäuser machen den größten Kostenfaktor der Gesundheitsausgaben aus.

Im Jahr 2011 verursachten Krankenhäuser mit ca. 77 Mrd. Euro mehr als ein Viertel der gesamten Ausgaben im Gesundheitswesen (ca. 294 Mrd. Euro) (vgl. Statistisches Bundesamt o.J. Gesundheitsausgaben). Dieser Tatsache entsprechend wird die Politik auch in Zukunft versuchen, an dieser Stelle Einsparungen zu erzielen. So wird es den Krankenhäusern in Zukunft ermöglicht werden weiter im ambulanten Bereich tätig zu sein. Die integrierte Versorgung wird weiter gefördert und Anreize für eine erhöhte Vernetzung der Sektoren und der Anbieter untereinander geschaffen werden. So soll die Qualität und Wirtschaftlichkeit im Gesundheitswesen gesteigert werden (Hilbert/Evans 2009, S. 15f).

Ein weiteres Potenzial für den eHealth-Einsatz ergibt sich aus der angespannten wirtschaftlichen Situation der deutschen Krankenhäuser. Laut dem Krankenhaus Barometer 2012, in dem

3

245 Krankenhäuser befragt wurden, hatten fast ein Drittel der deutschen Krankenhäuser im Jahre 2011 ein negatives Jahresergebnis. Das sind in etwa ein Drittel mehr als noch 2010. Dabei spielt die Größe der Krankenhäuser keine nennenswerte Rolle für die wirtschaftliche Lage. Ein Drittel der Krankenhäuser gab 2012 an, die wirtschaftliche Lage sei eher unbefriedigend. Im Vorjahr sagten dies nur 18% der Einrichtungen. Die Erwartungen für das Jahr 2013 waren eher pessimistisch: Ca. 40% der Krankenhäuser erwarteten eine Verschlechterung und nur 22% eine Verbesserung (vgl. Blum et al. 2012, S. 92ff). Nach dem Krankenhaus Barometer 2013, bei dem 290 Krankenhäuser befragt wurden, hat sich die Lage verschärft. Demnach hat die Hälfte der Krankenhäuser (50,7%) im Jahr 2012 einen Fehlbetrag erwirtschaftet und nur 42,5% einen Jahresüberschuss. Dabei stehen mittelgroße Krankenhäuser am besten dar. Kleinere Krankenhäuser mit einer Größe bis zu 300 Betten weisen im Durchschnitt öfter einen Jahresfehlbetrag auf, während größere Krankenhäuser, ab 600 Betten, in etwa dem Bundesdurchschnitt entsprechen.

Den Veränderungen des Betriebsergebnisses entsprechend hat sich auch die Beurteilung der wirtschaftlichen Lage der Einrichtungen entwickelt. 52,9% gaben an, die wirtschaftliche Lage sei eher unbefriedigend, 34,4% bewerteten die Lage mit „teils, teils" und 12,6% gaben an, die wirtschaftliche Lage sei eher gut. Die Erwartungen für das Jahr 2014 fallen unterschiedlich aus. 38,6% der Krankenhäuser vermuten, dass sich die wirtschaftliche Lage verschlechtert, 39,4% erwarten eine gleichbleibende Lage und 22,1% der Einrichtungen gehen davon aus, dass die wirtschaftliche Lage sich eher verbessert (vgl. Blum et al. 2013, S. 100-106). Für Krankenhäuser haben diese Veränderungen erhebliche Auswirkungen. Laut dem Krankenhaus Rating Report 2012 sind 15% der deutschen Krankenhäuser von der Insolvenz bedroht. Dabei gibt es große Unterschiede in der Trägerschaft. Vor allem öffentlich-rechtliche Krankenhäuser sind mit 18% von der Insolvenz bedroht, während nur 9% der freigemeinnützigen Häuser bedroht sind. Bei privat geführten Häusern sind es nur 3% (vgl. RWI 2012). So ist es nicht verwunderlich, dass die Anzahl der Krankenhäuser in den letzten Jahren   zurückgegangen ist. Wie in Tabelle 1 ersichtlich, gab es im Jahr 2002 noch 2221 Krankenhäuser in Deutschland, 2012 waren es nur noch 2017.

Auch die Anzahl der aufgestellten Betten in deutschen Krankenhäusern hat sich verringert. Im Jahr 2002 waren es 547.284 und 2012 nur noch 501.489. Gleichzeitig ist die Fallzahl von 17.432.272 im Jahr 2002 auf 18.620.595 im Jahr 2012 gestiegen. Trotz der gestiegenen Fallzahlen und der gesunkenen Anzahl von Krankenhausbetten ist die durchschnittliche Bettenauslastung von 80,1% auf 77,4% gefallen. Ein Grund dafür könnte der Rückgang der durchschnittlichen Verweildauer von 9,2 auf 7,6 Tage gewesen sein (vgl. Tabelle 1).

Diese Indizien lassen vermuten, dass der Wettbewerb zwischen den Krankenhäusern in den letzten Jahren stark gestiegen ist und in den kommenden Jahren noch steigen wird. Das ist jedoch nicht alles, was den Krankenhäusern zu schaffen macht. Die Ansprüche von Patienten gegenüber dem Krankenhaus haben sich verändert. Sie erwarten neben einer qualitativ hochwertigen Behandlung auch eine gute Unterbringung und eine persönliche Betreuung (vgl. Lüthy/Buchmann 2009, S. 28ff).

Jahr	Kranken-häuser (Anzahl)	Aufgestellte Betten (Anzahl)	Fallzahl (Anzahl)	Durchschnittliche Verweildauer (Tage)	Durchschnittliche Bettenauslastung (in %)
2002	2.221	547.284	17.432.272	9,2	80,1
2003	2.197	541.901	17.295.910	8,9	77,6
2004	2.166	531.333	16.801.649	8,7	75,5
2005	2.139	523.824	16.539.398	8,7	74,9
2006	2.104	510.767	16.832.883	8,5	76,3
2007	2.087	506.954	17.178.573	8,3	77,2
2008	2.083	503.360	17.519.579	8,1	77,4
2009	2.084	503.341	17.817.180	8,0	77,5
2010	2.064	502.749	18.032.903	7,9	77,4
2011	2.045	502.029	18.344.156	7,7	77,3
2012	2.017	501.489	18.620.595	7,6	77,4

Tabelle 1: Krankenhäuser, Betten und Patientenbewegung (Statistisches Bundesamt o.J.)

Hier könnte der eHealth-Einsatz Abhilfe schaffen. Durch Effizienzsteigerungen und die Reduzierung des Verwaltungsaufwands, zum Beispiel durch das papierlose Krankenhaus und den Einsatz von Tablet-PCs wie in Kapitel 5.2 beschrieben, ergeben sich erhebliche Einsparpotenziale, wodurch sich ein Wettbewerbsvorteil gegenüber der Konkurrenz ergeben könnte. Auch die Freundlichkeit des Personals gegenüber dem Patienten könnte sich durch die oben genannten Maßnahmen verbessern, da sie durch den reduzierten Verwaltungsaufwand weniger Stress und mehr Zeit für die Arbeit am Patienten haben. Des Weiteren ist es möglich, dass durch die Steigerung der Effizienz und der damit verbundenen Kosteneinsparung, Krankenhäuser ihre Ausgaben kontrolliert zurückfahren und somit weiter bestehen können.

2.3 Fachkräftemangel und Patientenansprüche

Zusätzlich wächst der Fachkräftemangel im Gesundheitssystem. In einer Studie der Bundesärztekammer aus dem Jahr 2007 macht Kopetsch darauf aufmerksam, dass 28% der Krankenhäuser offene Stellen im ärztlichen Dienst nicht besetzen konnten. Die betroffenen Krankenhäuser konnten im Schnitt 2,5 Stellen nicht besetzen (vgl. Kopetsch 2007, S. 19f). Eine Studie von PricewaterhouseCoopers (PwC) sagt für 2030 einen möglichen Personalmangel von mehr als 630.000 Vollzeitstellen im Gesundheitswesen voraus, darunter 106.000

Arztstellen (vgl. PwC 2012). Doch wie können Krankenhäuser diesen Herausforderungen entgegentreten und wie ergeben sich in diesem Kontext die Potentiale eines eHealth-Einsatzes? Auf diese Fragen wird im Folgenden eingegangen. Die klassischen Marketingstrategien Qualitätsführerschaft und Kostenführerschaft, um sich gegenüber der Konkurrenz abzugrenzen, lassen sich bedingt auf das Krankenhaus übertragen. Die Kosten der Krankenhausbehandlung werden in der Regel von den Krankenkassen übernommen, sodass das Krankenhaus sich hiermit nicht von der Konkurrenz abgrenzen kann (vgl. Lüthy/Buchmann 2009, S. 50). Jedoch könnten die mit dem eHealth-Einsatz einhergehenden Effizienzsteigerungen zu Kosteneinsparungen im Krankenhaus führen, wie weiter unten erläutert wird, sodass sich hier ein Vorteil gegenüber der Konkurrenz ergibt. Des Weiteren lässt sich durch Effizienzverbesserungen auch die Qualität der Krankenhausbehandlung verbessern. Da Patienten in der Regel medizinische Laien sind und die medizinische Qualität nur subjektiv beurteilen können, wirken sich Verbesserungen der Effizienz hier auch positiv aus (vgl. Langwieser 2013, S. 168). So lassen sich eventuell Wartezeiten durch Prozessoptimierung verhindern oder das Auftreten des medizinischen und pflegerischen Personals gegenüber dem Patienten verbessert sich, durch eine Verringerung des Verwaltungsaufwandes. Des Weiteren hängt die Qualität von Dienstleistungen, wie sie im Krankenhaus erbracht werden, stark von den zur Verfügung stehenden Informationen ab. Auch hier könnte der Einsatz von eHealth Abhilfe schaffen, indem Anwendungen, wie im Kapitel 3.1 ersichtlich, z.B. "Pegasos Medical Information Broker" Informationen aus externen Quellen zur Verfügung stellt.

Doch nicht nur um den Patienten als externen Kunden gerecht zu werden sondern auch um dem wachsenden Fachkräftemangel entgegenzuwirken könnte eHealth behilflich sein. Zum einen ist es denkbar, den Personalbedarf durch Effizienzsteigerungen zu vermindern, zum anderen könnte ein Krankenhaus mit dem eHealth-Einsatz zu einem attraktiveren Arbeitgeber werden, zum Beispiel durch eine Reduzierung des administratorischen Aufwands für das medizinische und pflegerische Personal. Sodass sich das Krankenhaus als Arbeitgebermarke am Markt präsentiert, um sich von der Konkurrenz abzugrenzen und den Ansprüchen des Personals, als internen Kunden, gerecht zu werden.

Ein weiterer Grund für den Einsatz von eHealth und anderen Technologien im Krankenhaus der Zukunft ist der technische Fortschritt. Durch den medizinisch-technischen Fortschritt ergeben sich neue Möglichkeiten (vgl. Schmidt-Retting/Eichhorn 2008, S. 15). Moores Gesetz besagt, dass sich die Leistungsfähigkeit von Prozessoren, bei gleichbleibenden Kosten, alle 18 Monate verdoppelt. Dabei kommt es auch zu einer Miniaturisierung der Komponenten. Diese Faustregel aus den 1960er Jahren ist kein Naturgesetz, sondern ein Ziel, das sich die Hersteller gesetzt haben (Dolata/Werle 2007, S. 87f). Beispiele dafür sind Tablet-PCs und Smartphones. Diese kleinen Geräte sind heute so leistungsstark wie Computersysteme vor wenigen

Jahren. Welche eHealth-Anwendungen im Jahr 2025 denkbar sind und wie sie auf die angesprochenen Probleme einwirken können, wird nachfolgend erläutert.

3 Bedeutung des Krankenhausinformationssystems

Dem Krankenhausinformationssystem (KIS) kommt in diesem Zusammenhang eine wichtige Rolle zu, da über diesen Weg der Austausch von Informationen im Krankenhaus gesteuert wird und das KIS ein zentraler Bestandteil und die Voraussetzung für einen effektiven und effizienten Einsatz der eHealth-Anwendungen ist.

Ein Krankenhausinformationssystem umfasst die Gesamtheit aller Informationssysteme eines Krankenhauses. Es setzt sich aus sämtlichen Anwendungssystemen zusammen, darunter fallen sowohl die zentralen Systeme, als auch die Subsysteme, wie das Radiologieinformationssystem (RIS) oder das Pflegeinformationssystem (PIS). Auch Organisationsmittel und Mitarbeiter können zum KIS hinzugezählt werden. Grundsätzlich lässt sich das KIS in ein medizinisches und in ein administratives Einsatzgebiet unterteilen. Wichtig ist hierbei die Integration der einzelnen Systeme. Historisch gewachsen besteht das KIS heute oft aus einzelnen Modulen, wodurch die Eingabe und der Abruf von Daten unnötig kompliziert und aufwändig sind. Oft werden dadurch Doppeleingaben nötig. Eine einfache Übersicht von patienten- und fallbezogenen Daten ist häufig nicht möglich.

Da die Vernetzung der Einrichtungen untereinander und die Vernetzung zwischen den Sektoren in Zukunft einen hohen Stellenwert einnehmen wird (s.o.), wird das KIS im Jahr 2025 mit externen Systemen, wie sie in den Praxen der niedergelassenen Ärzten und von den Krankenkassen verwendet werden, kommunizieren können (Haas 2014, S. 14).

3.1 Dokumentenmanagement-System "Pegasos Medical Information Broker"

Um die Behandlungsqualität für den Patienten zu steigern, ist der Zugriff auf Daten zur Person, zum Fall und zur Behandlung hilfreich. Im heutigen Gesundheitsmarkt gibt es eine Vielzahl von Alternativen, diese Daten zu führen. Doch ein zentraler Zugriff auf diese Informationen erweist sich als schwierig, zeitaufwändig und unkomfortabel. Eine Lösung könnten in Zukunft Dokumentenmanagement-Systeme (DMS), wie der "Pegasos Medical Information Broker" der Firma Marabu, sein. Mit Hilfe des DMS lassen sich interne und externe Behandlungsinformationen zentral aufrufen. Dabei kann das DMS neben den einrichtungsinternen Dokumenten auch externe Dokumente wie elektronische Fallakten (eFA) und „Integrating the Healthcare Enterprise" (IHE) Dokumente abrufen und archivieren. Es werden auch digitale Signaturen und Zeitstempel gesichert. "Pegasos" unterstützt alle gängigen Video-, Bild- und Textdokumentformate. Des Weiteren kann "Pegasos" die im Krankenhaus gängigen Datenstandards, wie HL7 und DICOM, verarbeiten. Ein wichtiger Aspekt ist die Integrierbarkeit, die für "Pegasos" bei den gängigen KIS gegeben ist, sodass die Mitarbeiter in ihrem gewohnten Arbeitsumfeld auf die DMS-Daten zugreifen können. Wie in Abbildung 2 ersichtlich, fungiert das DMS als Bindeglied zwischen dem KIS, seinen einzelnen Modulen, wie dem Radiologieinformationssystem, und externen Applikationen, wie der eFA (vgl. Marabu GmbH 2012, S. 30).

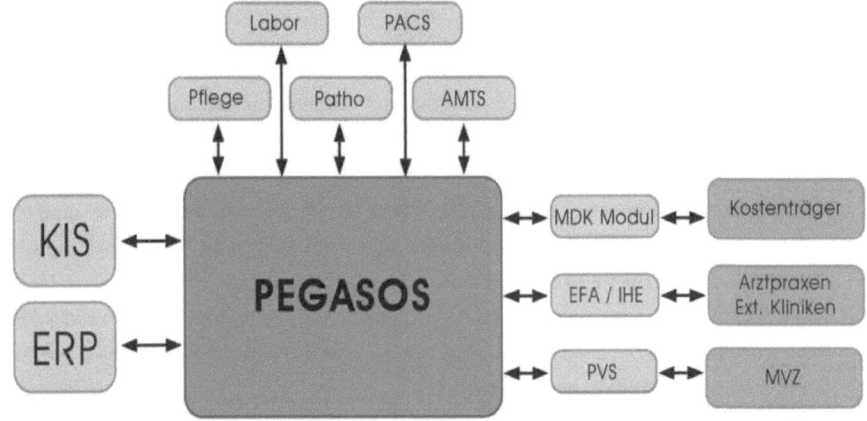

Abbildung 2: Pegasos Integrationslösung (Marabu GmbH o.J.)

3.2 Das Krankenhausinformationssystem der Zukunft

Das Informationssystem eines großen Krankenhauses besteht aus hunderten Subsystemen und tausenden technischen Geräten. Hinzu kommen die komplexen Organisationsstrukturen, die Arbeitsteilung und die Vielzahl der Menschen, die mit diesem System arbeiten (vgl. Neumann 2011, S.3). Mitarbeiter der unterschiedlichen Abteilungen und Funktionsbereiche wie Pflegekräfte, Verwaltungsmitarbeiter, Ärzte und Techniker arbeiten mit dem KIS. Im Jahr 2025 wird dieses alle Subsysteme integrieren und zu einem einheitlichen System zusammenfassen. In Zukunft liegt der Fokus des KIS auf der Prozessorientierung. So wird eine Abbildung der Prozesse, bezogen auf den Patienten, möglich sein. Auch wird die Qualitätssicherung und die Patientensicherheit mit im KIS der Zukunft integriert sein (vgl. Haas 2014, S. 14). Es werden automatisch Qualitätsdaten gesammelt, ausgewertet und mit anderen Fällen, nicht nur krankenhausintern, sondern branchenweit, verglichen werden können. Dabei lassen sich auch Verbesserungspotenziale und andere Behandlungsansätze aufzeigen (vgl. Bürgy et al. 2012, S. 4ff).

Im Zuge von ganzheitlichen Informationssystemen spielen Zugriffsberechtigungen und Datenschutz eine große Rolle. So sollte es Zugriffskonzepte geben, die regeln, welche

Benutzergruppe Zugriff auf welche Daten hat, beispielsweise, dass eine Pflegekraft nur die für sie und ihre Tätigkeit relevanten Daten einsehen und bearbeiten kann. Im Krankenhaus der Zukunft werden mobile Endgeräte wie Tablet-PCs Einzug in den Alltag gehalten haben. Daher wird das KIS für die vollständige Nutzung auf diesen Geräten optimiert sein. Das KIS wird nicht nur mit den vielen internen Endgeräten und der vor- und nachgelagerten Versorgung kommunizieren können, sondern es wird auch Schnittstellen für die medizinischen Geräte und die Telematikanwendungen aufweisen. Auch Anwendungen der Arzneimittelsicherheit werden im KIS integriert sein (vgl. Haas 2014, S. 14f). So wird das KIS im Jahr 2025 selbstständig relevante Daten aus der ePA oder der elektronischen Gesundheitsakte (eGA) herausziehen und diese auswerten, die Einwilligung des Patienten vorausgesetzt. So kann das KIS auf Wechselwirkungen von Medikamenten hinweisen, zum Beispiel wenn der Patient vergessen hat zu erwähnen, dass er seit Jahren bestimmte Medikamente nimmt, diese jedoch in seiner eGA eingetragen sind und zu unerwünschten Wechselwirkungen von im Krankenhaus verschriebenen Medikamenten führen würden.

Um eine reibungslose Kommunikation und Interoperabilität zwischen dem KIS und den verschiedenen medizinischen Geräten und den externen Datenquellen zu gewährleisten, ist das Einhalten von Standards essenziell. Denkbar sind in diesem Kontext Standards, wie Health Level Seven (HL7) und Digital Imaging and Communications in Medicine (DICOM). Nachfolgend werden diese erläutert. HL7 ist ein Standard für den Austausch von medizinischen und administratorischen Daten im Gesundheitswesen und ist in verschiedenen Versionen verfügbar. Die Version 2 wird für die interne Kommunikation im Krankenhaus verwendet. Version 3 basiert auf XML und ist für den sektorenübergreifenden Austausch im gesamten Gesundheitswesen gedacht. Die für die interne Kommunikation gebräuchliche Version 2 ist textbasiert und gliedert die Nachrichten in Segmente und Felder ein. Abbildung 3 zeigt eine beispielhafte Nachricht, in der Version 2 verwendet wurde (vgl. Blobel et al. 2009, S. 7ff).

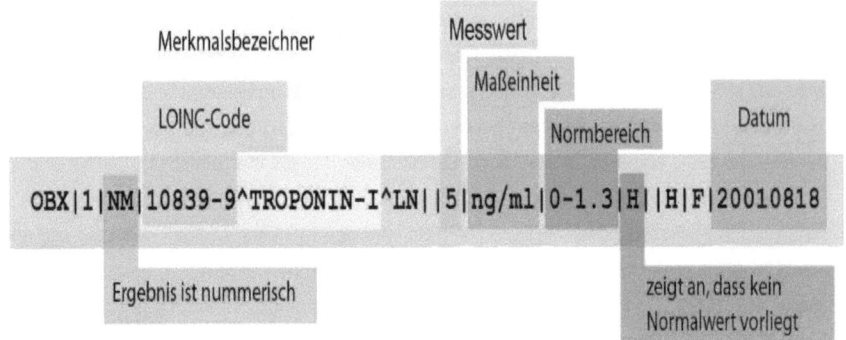

HL7 Version 2 Segment (Observation – OBX), in diesem Falle zur Übermittlung eines Laborwertes (Troponin-I), mit dem LOINC-Code 10839-9 codiert

Abbildung 3: Verwendung HL7 für einen Laborbefund (Blobel et al. 2009, S. 10)

Die andere Variante DICOM ist ein Standard für die Abbildung und den Transfer von medizinischen Bilddateien. Neben der Verarbeitung und Darstellung von medizinischen Bildern werden so auch der Austausch und die Speicherung von Bildmaterial ermöglicht. DICOM ist ein universeller Ansatz und ist der meistgenutzte Standard für bildgebende Verfahren in der Gesundheitswirtschaft (vgl. Pianykh 2012, S. 3). Durch diese Standards wird die Interoperabilität im Gesundheitswesen erst möglich.

4 Infrastruktur der Informationstechnologien im Krankenhaus

Ein entscheidender Faktor bei der Zukunftsvision für das Krankenhaus im Jahr 2025 spielt die zunehmende Digitalisierung von allen Prozessen im Krankenhaus. Für diese Digitalisierung ist eine funktionierende IT-Infrastruktur von entscheidender Bedeutung. Viele europäische Länder sind in diesen Segmenten schon weiter als Deutschland, können daher aber einen Einblick geben, in welche Richtung sich die IT im Gesundheitsbereich entwickelt. In Dänemark, Island und Schweden sind mittlerweile 50% der Akutkrankenhäuser mit anderen Gesundheitsdienstleistern auf regionaler oder nationaler Ebene vernetzt. In Deutschland liegt dieser Wert erst bei sechs Prozent. Eine Vernetzung zwischen Dienstleistern ist teuer, nur jedes zweite Krankenhaus verfügt über eine IT-Strategie und nur jedes vierte Haus bekommt öffentliche Zuschüsse für die Digitalisierung oder die Vernetzung zwischen Leistungsanbietern (vgl. PWC, 2014). Die bis hierhin beschriebene Vernetzung mit externen Anbietern bedingt zunächst eine Digitalisierung der Krankenhäuser selbst, um die geeigneten Daten herzustellen, also eine interne Digitalisierung. Mittlerweile, wie bereits beschrieben, gibt es in jedem deutschen Plankrankenhaus ein KIS, welches die unterschiedlichen Abteilungen vernetzt und den Informationsaustausch auf medizinischer und administrativer Ebene ermöglicht. Wie weit ein KIS mit anderen Subsystemen verknüpft ist, hängt vom jeweiligen Krankenhaus ab. Bis 2025 sollte eine Vernetzung aller Subsysteme zum Standard geworden sein.

4.1 Die elektronische Patientenakte als Grundlage für das papierlose Krankenhaus

Ein großes Ziel der Krankenhäuser ist es, die Effizienz von Prozessen zu steigern. In diesem Zusammenhang fällt oft der Begriff des „papierlosen Krankenhauses". Ein Baustein, um dieses zu erreichen, ist die Einführung einer elektronischen Patientenakte. Diese wird mittlerweile in 2 von 3 Krankenhäusern in Deutschland eingesetzt, bezieht sich dabei allerdings nur auf eine Patientenakte in einem Krankenhaus, die nicht mit externen Dienstleistern verknüpft ist (vgl. PWC, 2014). Eine elektronische Patientenakte dient als Speichermedium für Informationen (Röntgenbilder, OP-Dokumentation oder Therapieempfehlungen) und kann sowohl in einem Krankenhaus als auch sektorübergreifend zum Einsatz kommen. Dadurch können Kosten- sowie Qualitätsvorteile realisiert werden. Das Unternehmen HIMMS Analytics hat mit dem EMR Adoption Model ein Modell entwickelt, welches den Stand der Digitalisierung in einem Krankenhaus aufzeigt.

Stage	Cumulative Capabilities
Stage 7	Complete EMR; CCD transactions to share data; Data warehousing feeding outcomes reports, quality assurance, and business intelligence; Data continuity with ED, ambulatory, OP.
Stage 6	Physician documentation interaction with full CDSS (structured templates related to clinical protocols trigger variance & compliance alerts) and Closed loop medication administration.
Stage 5	Full complement of PACS displaces all film-based images.
Stage 4	CPOE in at least one clinical service area and/or for medication (i.e. e-Prescribing); may have Clinical Decision Support based on clinical protocols.
Stage 3	Nursing/clinical documentation (flow sheets); may have Clinical Decision Support for error checking during order entry and/or PACS available outside Radiology.
Stage 2	Clinical Data Repository (CDR) / Electronic Patient Record; may have Controlled Medical Vocabulary, Clinical Decision Support (CDS) for rudimentary conflict checking, Document Imaging and health information exchange (HIE) capability.
Stage 1	Ancillaries – Lab, Radiology, Pharmacy – All Installed OR processing LIS, RIS, PHIS data output online from external service providers.
Stage 0	All Three Ancillaries (LIS, RIS, PHIS) Not Installed OR Not processing Lab, Radiology, Pharmacy data output online from external service providers.

European EMR Adoption Model[SM]

Abbildung 4: European EMR Adoption Model (HIMSS Analytics Group 2012)

In Deutschland gibt es ein Krankenhaus, welches Stufe 7 in diesem Modell erreicht hat, dabei handelt es sich um das Universitätsklinikum Hamburg-Eppendorf (Christine Jähn, 2011). In den vergangenen Jahren zeichnete sich ein zunehmender Trend zur elektronischen Patientenakte ab (Niedersächsisches Ministerium für Wirtschaft, Arbeit und Verkehr 2012, S. 15).

Die elektronische Patientenakte dürfte im Krankenhaus 2025 zum Standard geworden sein. Inwieweit die ePA mit externen Dienstleistern zusammenarbeitet und verknüpft ist, hängt in erster Linie von den gesetzlichen Vorgaben sowie von der Standardisierung von Schnittstellen und der Praktikabilität beim Einsatz ab, ist aus technischer Sicht allerdings ohne Probleme möglich. Der Einsatz sollte für den Nutzer so angenehm wie möglich sein, um einen problemlosen Ablauf zu garantieren und die Akzeptanz zu erhöhen. Hierfür ist eine funktionierende IT-Infrastruktur unabdingbar sowie das Bereitstellen von geeigneten Eingabegeräten.

4.2 WLAN als Teil der Infrastruktur im Krankenhaus

Für den Einsatz einer elektronischen Patientenakte mit mobilen Geräten für das Krankenhauspersonal, ist das Bereitstellen von flächendeckendem WLAN essentiell. Doch nicht nur dafür wird das WLAN in Deutschland für Krankenhäuser immer entscheidender. Zum einen werden lebenswichtige Gerätschaften drahtlos miteinander kommunizieren und sobald die entsprechenden Vitalwerte bei einem Patienten sinken, das Klinikpersonal alarmiert. Vor allem bei der Verlegung von Patienten, z.b. von einer Station auf eine andere, haben drahtlose Systeme einen Vorteil, da sie nicht kabelgebunden sind und somit auch keinen Netzwerkstecker benötigen. Durch die Einführung von WLAN kann die Produktivität des Personals erhöht werden. Es können elektronische Patientenakten an jedem Ort aufgerufen, Bilder über ein PACS (Picture Archiving and Communication System) eingesehen oder ein Notruf ausgelöst werden. Außerdem spielt der Wettbewerb zwischen den Krankenhäusern eine zunehmende Rolle, wie zu Beginn der Arbeit bereits beschrieben. In einem Krankenhaus, welches seine Dienstleistung verbessern möchte und damit auch die Patientenzufriedenheit erhöhen will, spielt WLAN eine wichtige Rolle. Der Patient kann mit seiner Familie chatten, sich seine Lieblingsmusik anhören oder Filme in einer Mediathek abrufen (vgl. Meru Networks Germany 2013, S.2-6). Durch die Nutzung von unterschiedlichen Frequenzen kann sichergestellt werden, dass lebenswichtige Geräte, wie z.b. Infusionspumpen, nicht von unwichtigeren Diensten, wie dem Betrachten der Lieblingsserie, beeinflusst werden (vgl. Meru Networks Germany 2013, S.2-6). Für ein funktionierendes WLAN müssen in einem Krankenhaus genügend Access Points vorhanden sein. Diese Knotenpunkte ermöglichen einem mobilen Gerät, sich mit einem Netzwerk zu verbinden, ohne dass ein Kabel benötigt wird. Typische Geräte dafür sind WLAN-Router. Außerdem müssen „tote" Punkte in einem Krankenhaus vermieden werden, in denen kein WLAN verfügbar ist. Im Jahr 2025 wird es Standard sein, dass WLAN in einem Krankenhaus zur Verfügung steht - auch für den Patienten. Für das Krankenhaus lohnt sich diese Investition, weil immer mehr Leute nicht auf das Internet verzichten können und sich durch Benutzungsgebühren diese Investitionen amortisieren lassen. Für die elektronische Patientenakte wird der Einsatz von einem gut ausgebauten WLAN ebenfalls benötigt.

5 Weitere eHealth-Anwendungen im Krankenhaus der Zukunft

Folgend werden die Anwendungen Spracherkennung, mobile Geräte, insbesondere Tablets und deren hygienischen Aspekte, Smart Glasses (Google Glasses) sowie Smartwatches aufgezeigt.

5.1 Spracherkennung im Krankenhaus

Der Dokumentationsaufwand im Krankenhaus steigt stetig an und nimmt viel Zeit, gerade für die Ärzte, in Anspruch. Die Spracherkennung soll dabei Abhilfe schaffen und den Prozess der Dokumentation im Krankenhaus effizienter gestalten. Dadurch sollen Ressourcen in Form von Zeit und Geld eingespart werden. Ermöglicht wird diese durch die nun sehr genaue und immer weiter verbesserte Erkennung der Sprache. Voraussetzung für den Einsatz ist dabei vor allem die Akzeptanz und Nutzung durch die Ärzte (Mirza 2014: 26f). Genauer betrachtet soll die Liegezeit der Patienten verkürzt, die Dokumentation präziser und das Arbeitsvolumen für Ärzte verringert werden (Nuance 2009). Folgend werden die Arbeitsfelder bzw. die Einsatzmöglichkeiten der Spracherkennung aufgezeigt.

Hinsichtlich der Nutzung sind z.B. die Erfassung des Arztbriefes oder auch die Verknüpfung mit der ePA denkbar. Eine, unter anderem, vielversprechende Variante mit der Bezeichnung „Front-End" soll diesbezüglich zum Einsatz kommen. Dabei wird der eingesprochene Text sofort und ohne große Verzögerungen auf dem Bildschirm erscheinen, z.B. auf einem Tablet, und kann gleichzeitig bearbeitet werden, wenn Anpassungen vorgenommen werden müssen (Nuance 2009). Der Bereich der Radiologie profitiert derzeit am stärksten von der Sprachsteuerung. Der Grund hierfür ist die Tatsache, dass während der Befundung die Auswertung über die Spracherkennung leicht und sehr bequem zu erfassen ist (Mirza 2014: 26f).

Es gibt bereits die Anwendung „Dragon Medical 360" von der Firma „Nuance". Diese Anwendung soll es ermöglichen, den Informationsfluss nicht nur im Krankenhaus bei Visiten, in der Radiologie etc., sondern auch institutionsübergreifend, z.B. in Hausarztpraxen und Einrichtungen der Physiotherapie, über die Spracherkennung zu verbessern. Die entsprechenden Geräte und Produkte arbeiten dabei über die Variante der Speicherung in der Cloud, wobei die Informationen direkt in das KIS eingebunden werden.

5.2 Mobile Geräte

Für den schon erwähnten Einsatz einer immer beliebter werdenden elektronischen Patientenakte, werden auch zusätzliche Eingabegeräte erforderlich. Viele Mitarbeiter, z.b. Ärzte, Pfleger oder auch das Verwaltungspersonal, kennen den Vorteil von Smartphones oder Tablets aus dem eigenen privaten Gebrauch und möchten diese Form von Geräten gerne in den Arbeitsalltag integriert haben (vgl. Bräuer/Günther 2012, S. 28). Die wichtigsten Geräte in diesem Bereich sind Tablets, PDAs, Laptops und Smartphones. Für den Einsatz von Smartphones und Tablets sind von der Sanovis Consulting folgende Bereiche identifiziert worden:

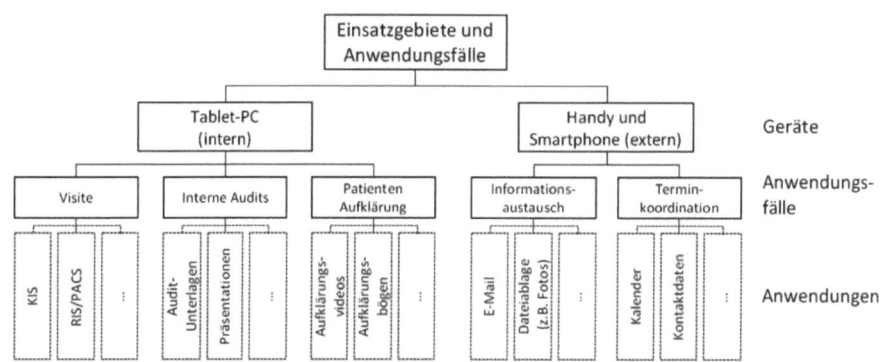

Abbildung 5: Einsatzgebiete von mobilen Endgeräten (Bräuer/ Günther 2012, S. 28)

Wie in der Grafik zu sehen, sind die Einsatzmöglichkeiten von mobilen Geräten sehr breit gefächert. Auf den folgenden Seiten werden unterschiedliche Bereiche beschrieben, in denen in Zukunft vermehrt Tablets und Smartphones eingesetzt werden können.

5.2.1 Tablets im Krankenhaus

Bis vor wenigen Jahren konnten die meisten Leute mit dem Begriff Tablet noch nicht viel anfangen, obwohl Microsoft bereits im Jahr 2002 das erste Tablet einführte (Schröder/ Matuschzik 2002). Der Begriff stammt aus dem Englischen und bedeutet übersetzt Schreibtafel oder Notizblock. Ein Tablet ist eine Mischform aus einem PDA (Personal Digital Assistant) und einem Notebook. Die Bedienung kann mit Hilfe eines Stifts oder mit der Hand erfolgen. Mit der Einführung des iPads im Jahr 2010, ist diese Geräteform auch für den Massenmarkt interessant geworden. Neben dem iPad gibt es heutzutage zahlreiche weitere Hersteller von Tablet PCs. Um die in der Einleitung beschriebenen Probleme zu bewältigen, kann ein Tablet helfen.

Im Tablet Markt haben sich drei Betriebssysteme durchgesetzt, zum einen das System iOS von Apple, das Android-System von Google und Windows 8.

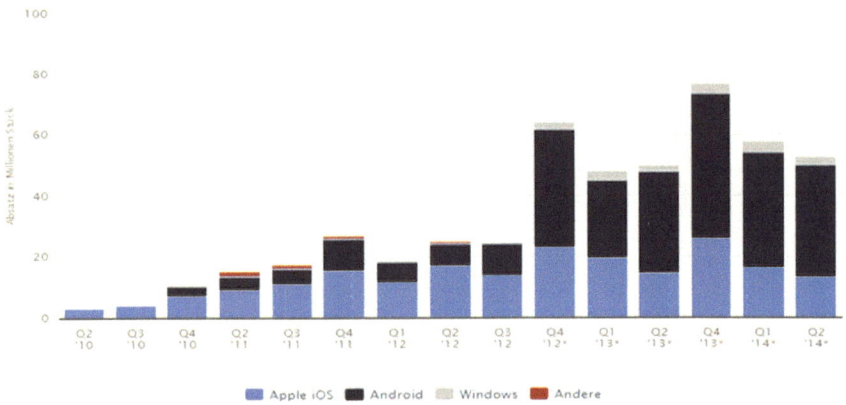

Abbildung 6: Absatz von Tablets weltweit vom 2. Quartal 2010 bis zum 2. Quartal 2014 nach führenden Betriebssystemen (Statista 2014)

Für die tägliche Nutzung von mobilen Endgeräten, also Smartphones oder Tablets, ist eine schon besprochene Integration in ein KIS, sowie die Verfügbarkeit von flächendeckendem WLAN und eine EPA, Grundvoraussetzung (vgl. Wat/ sgo/ rm 2012). Mit dem Zugriff auf ein KIS ergeben sich bereits jetzt viele Anwendungsbereiche. Dazu gehören z.B. Informationen über neue Befunde, die Präsentation der Röntgenbilder gegenüber dem Patienten, der aktuelle OP-Plan, die Belegungsübersicht, das Erfassen von Patientenbewegungen, die Änderung von Terminen, das Diktieren von Arztbriefen oder die Anzeige von Vitalwerten (vgl. Gärtner, 2011 S. 8) Außerdem müssen Parameter, wie die Displayauflösung oder Applikationen, die auf den Tablets laufen, einwandfrei funktionieren. Auch die Gefahr einer zu kleinen Schriftgröße oder eine beschränkte Bedienbarkeit müssen geklärt werden. Ein Pilotprojekt an der Charité in Berlin hat sich mit der mobilen Visite befasst, welches eines der größten Anwendungsfelder im Bereich Tablet-PCs darstellt. Bei einer Visite können dadurch Laborbefunde, Bilder, Kontaktdaten, Diagnosen, Prozeduren und Probleme schnell ausgewertet werden (vgl. Wiley-VCH Verlag, 2011). Als Hardware wurde in dieser Studie das iPad von Apple verwendet, welches mit einer Applikation ausgestattet wurde. Das Ganze wurde dem ärztlichen Personal in einer Schulung näher gebracht. Die Akzeptanz des Produktes war außerordentlich hoch und zufriedenstellend (vgl. Nüßle, 2013 S. 58). Ein großer Vorteil, welcher vom Klinikpersonal genannt wurde, ist die bessere Interaktion mit dem Patienten und die verbesserte Visualisierung. Durch die Anwendung eines Tablets konnte zudem eine Zeitersparnis erreicht und aufgrund der immer verfügbaren vollständigen Daten am Patientenbett, ebenfalls eine bessere medizinische Leistung erbracht werden (vgl. Nüßle, 2013 S. 59). In einer zweiten Studie, am SLK Klinikum am Gesundbrunnen in Heilbronn, wurde ebenfalls mit Hilfe eines Tablets die tägliche Arbeit des Klinikpersonals unterstützt. Zum Einsatz kam dort das Samsung Galaxy Tab 2. Im Ergebnis konnte festgestellt werden, dass die Portabilität der Geräte bereits damals von gut bis sehr gut eingeschätzt wurde. Auch die Meinungen zum Gewicht wurden als akzeptabel eingeschätzt. Kritik gab es lediglich bei der Bildschirmauflösung hinsichtlich CT- oder Röntgenbildern. Es bezeichneten 57% der Nutzer die Qualität mit mittelmäßig und nur 43% fanden die Qualität akzeptabel. Die Eingabemöglichkeit auf der Tastatur wurde ebenfalls kritisiert (vgl. Nüßle, 2013 S. 98). In einer Studie der Entscheiderfabrik wurde die Auswirkung des Einsatzes von iPads bei klinischen Tätigkeiten bei Pflegekräften erforscht.

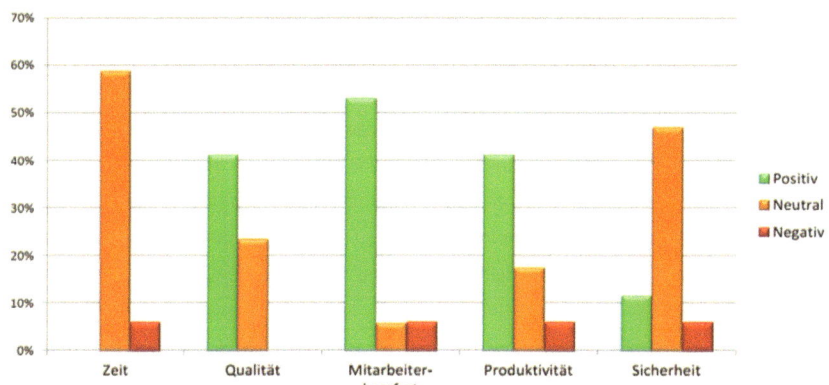

Abbildung 7: Auswirkungen des Einsatzes eines iPads auf die klinische Tätigkeit der Pflegekräfte (Amiri, Diekmann, Fabeck 2012, S. 22)

Diese Studie zeigt, dass sich der Einsatz eines Tablets positiv auf die Arbeit in einem Krankenhaus auswirken kann. Auch bei der Frage, welche Endgeräte bei den Anwendern bevorzugt werden, konnte sich das iPad klar von der Konkurrenz absetzen (Amiri, Diekmann, Fabeck 2012, S. 27).

5.2.2 Bring your own Device

Die Nutzung von privaten Tablets und Smartphones, was unter dem Begriff „BYOD-Bring your own device" zusammengefasst wird, nimmt immer mehr zu. In Europa liegt die Nutzung von privaten Tablets bei 77%. Weltweit sind es rund 60%, die entweder ihr Smartphone oder ihr Tablet für die Arbeit benutzen. In Deutschland ist die Zahl mit 67% ebenfalls hoch. Ein Jahr zuvor benutzten erst 49% der Ärzte in Klinken ihr eigenes Smartphone oder Tablet. Europaweit hat sich die Zahl der Tablet-Computer im Dienst, zwischen den Jahren 2011 und 2012, verdoppelt. Ärzte suchen über Tablets nach entscheidungsunterstützenden Richtlinien oder nach evidenzbasierten Behandlungspfaden. Für die Klinik kann dieser Trend des „BYOD" Vorteile haben, zum einen dürften Mitarbeiter ihre eigenen Geräte benutzen, welche sie sicher bedienen können, zum anderen fallen hohe Investitionskosten weg (vgl. Checkme! Team 2013). Auch in den USA besaßen im Jahr 2012 bereits 53% der Ärzte ein Tablet. Im Jahr 2011 waren es nur 43%. Von diesen 53% wiederum benutzten 62 % der Tablet-Nutzer das Gerät auch für berufliche Zwecke (vgl. Terry 2013). Eine Zunahme der Tablets in Krankenhäusern bis zum Jahr 2025 ist, aufgrund der Zufriedenheit der Akteure und der zunehmenden Nutzerzahl, wie z.B. Ärzten, sehr wahrscheinlich. Neben den positiven Aspekten gibt es auch Risiken bei der Nutzung von eigenen Geräten im Klinikbereich. Das Bundesamt für Sicherheit in der Informationstechnik rät vor allem die folgenden zwei Fragen zu klären: Ist "BYOD" mit den Sicherheitsanforderungen der Organisation vereinbar? Welche Rahmenbedingungen müssen eingehalten werden und ist die „BYOD-Strategie" unter diesen Rahmenbedingungen für die Mitarbeiter noch interessant? (vgl. Bundesamt für Sicherheit und Informationstechnik 2013 S. 8) Aber auch hygienische Aspekte beim Einsatz von Tablets sind aufgrund des enormen Potentials zu hinterfragen und wird im nächsten Kapitel ausgeführt.

5.2.3 Hygienische Aspekte der Tablets

Aufgrund der Annahme, dass Tablet-PCs zukünftig im Krankenhaus flächendeckend eingesetzt werden, sind vor allem hygienische Aspekte diesbezüglich zu beachten. Es müssen einheitliche Regelungen zur Desinfektion und Reinigung getroffen werden. Möglichkeiten, bei denen ein Tablet zum Einsatz kommen kann, gibt es viele, wie im vorherigen Kapitel genauer beschrieben wurde. Werden z.B. Datenaufzeichnungen während der Visite oder ein Zugriff durch eine Pflegekraft auf ein KIS durch einen Tablet-PC ermöglicht, können sich dabei Viren und Bakterien auf der Oberfläche ablagern. Dies führt dazu, dass die Hygiene der Hände, welche durch verschiedene Untersuchungen in Krankenhäusern bereits als teilweise problematisch angesehen wurde, nun von noch größerer Bedeutung sein wird. Die Erreger können daher sehr leicht auf deren Oberflächen übertragen werden.

Bezugnehmend auf die erfolgreiche und gründliche Desinfektion der Geräte sollten ausschließlich flüssige Alkohole angewendet werden. Doch ist gerade in Hinsicht auf die Garantie der Einsatz von Flüssigkeiten laut Hersteller nicht gestattet. Es besteht daher die Problematik, passende Verfahren zur Desinfektion festzulegen. Es gilt zwar bundesweit das Infektionsschutzgesetz, worin die rechtliche Sichtweise aber nicht einheitlich für alle Bundesländer geklärt ist. Daher gibt es für verschiedene Bundesländer nochmals spezifische Krankenhaushygieneverordnungen.

Laut Ergebnissen aus Untersuchungen, welche im Jahr 2009 publiziert wurden, sind heutzutage ca. neun bis 25 Prozent der mobilen Geräte, welche bereits in Krankenhäusern zum Einsatz kommen, auf deren Oberflächen bakteriell befallen. Daher lassen sich hinsichtlich des Einsatzes von Tablet-PCs ähnliche oder sogar größere Gefahren ableiten, zumal im Jahr 2025 oder später der Einsatz viel flächendeckender erfolgen wird.

Tablet-PCs werden derzeit dahingehend bereits in einer Studie der Medizinischen Hochschule Hannover untersucht. Die Ergebnisse standen jedoch noch nicht zur Verfügung (Pramann et al. 2012: 706).

Über Maßnahmen hinsichtlich Tablets und mobilen Endgeräten, z.B. Schulungen der Mitarbeiter über Händedesinfektion und Umgang im Krankenhausalltag, Festlegung von Einsatzgebieten und Erstellung spezifischer Richtlinien der Desinfektion, ist es möglich, diese Problematik auch zukünftig einzudämmen.

Allgemein weisen Tablet-PCs verschiedene Eigenschaften auf, welche in Bezug auf die Hygiene Vor- und Nachteile bergen. Vorteilhaft ist z.B. die Tatsache, dass es aus nur wenigen Teilen besteht, eine große Oberfläche besitzt und daher gut zu reinigen ist. Die Oberflächen bzw. das Touchscreen sind meist entweder durch Metallhalbschalen oder aus Kunststoffhalbschalen umschlossen und mit einer Gummidichtung versehen. Der Kunststoff fördert wiederum das Wachstum von Erregern und Keimen, aufgrund von Biofilmbildung. Zum Nachteil sind die verschiedenen Öffnungen der Tablets, in denen sich potenziell Erreger einfinden können und die sich nur erschwert reinigen lassen, wie z.B. Kopfhörereingang, SIM-Kartenslot, Ladebuchse etc.. Grundsätzlich ist die Desinfektion mit Alkoholen, wie bereits beschrieben, effektiv. Doch sind Tablets nicht wasserdicht und die Garantie verfällt bei dieser Anwendung. Es gibt bereits Folien die auf diese Geräte aufgeklebt werden können und ähnliche Wirkungen aufzeigen sollen. Der Nachweis dafür ist jedoch noch nicht erbracht (Pramann et al. 2012: 707).

Zukünftig ist aber ein ausgereifter Einsatz der Folien bzw. die Bestätigung dieser Wirkung nicht ausgeschlossen und könnte das Problem der Desinfektion angehen.

Es gibt noch eine weitere Lösung, die auf der Idee basiert, Tablets mit einer Kombination aus Folie und Schale zu schützen. Doch auch hier ist eine 100-prozentige Wasserdichtigkeit nicht gewährleistet und aufgrund der Kombination entstehen Rillen, in denen sich Schmutz und

Erreger sammeln können. Eine mögliche zukünftige Anwendung zur Desinfektion ist das Plasmaverfahren oder der Einsatz von UV-Licht zur Desinfektion, doch scheiden diese aufgrund der Praxisuntauglichkeit in Krankenhäusern aus (Pramann et al. 2012: 707). Die Medizinische Hochschule Hannover hat aufgrund von Untersuchungen, die Wischdesinfektion mit alkoholhaltigen Flüssigkeiten als sinnvolle und einheitliche Maßnahme für Tablets, die in keiner Hülle oder Schale geschützt sind, erachtet. Dabei wurde auch eine kostenfreie Applikation entwickelt, welche dem Pflegefachpersonal zur Verfügung steht und zur einheitlichen und richtigen Anwendung bezüglich der Desinfektion dient.

Zusammenfassend ist festzuhalten, dass die Desinfektion solcher Geräte der Qualitätssicherung zuzuschreiben ist. Von daher nimmt diese einen wichtigen Punkt ein, vor allem, wenn es um die heutige und zukünftige Alltagstauglichkeit der Tablets im Krankenhaus geht. Am praktikabelsten scheint die zuletzt angesprochene Methode zur Reinigung und Desinfektion zu sein. Das Personal wird somit gut geschult und für die Hygiene dieser Technik sensibilisiert (Pramann et al. 2012: 707).

5.3 Smart Glasses

Eine weitere eHealth-Anwendung sind Smart Glasses oder auch Datenbrillen, welche gewöhnlichen Brillen in der Form gleichen und einen eingebauten Computer besitzen. Ein bekanntes Produkt in dieser Kategorie ist Google Glass (siehe Abbildung 8). Google Glass besitzt ein Head Up Display, dessen Betrachtung der Sicht auf ein 25 Zoll Display aus ca. 2,4m Entfernung entspricht. Auf dem Display können beispielsweise Umgebungsinformationen oder die Navigationsrouten angezeigt werden. Des Weiteren lässt sich die Brille mit dem Smartphone oder Tablet verbinden, um auf die Apps dieser Geräte zuzugreifen. Die Smartbrille ist mit einer fünf Megapixelkamera ausgestattet, mit der sich neben Bildern auch HD-Videoaufnahmen durchführen lassen. Die Bedienung der Brille erfolgt via Sprachsteuerung oder mit dem integrierten Touchpad. Außerdem gibt es eine Gestensteuerung und die Möglichkeit über Augenzwinkern die Kamera auszulösen. Google Glass überträgt den Schall direkt auf die Knochen hinter den Ohren und kommt daher ohne Kopfhörer aus. Ausgestattet ist die Brille mit 16 GB Flash-Speicher und einem Lithium-Ionen-Akku mit einer Kapazität von 1400 mAH, welcher einen Tag bei normaler Nutzung halten soll. Mit der Außenwelt verbindet sich die Datenbrille über Bluetooth, WLAN 802.11 B/G oder mit Micro USB, worüber die Brille geladen werden kann. Google Glass läuft mit dem Betriebssystem Android 4.4. Der volle Funktionsumfang ergibt sich nur in Verbindung mit einem Smartphone oder Tablet. Google kooperiert mit Brillenherstellern, um verschiedene Designs herzustellen. Die Brillengläser gibt es auch mit Sehschärfenanpassung (Eckstein 2014). Das Gewicht der Brille soll sich auf kaum mehr, als das einer herkömmlichen Sonnenbrille belaufen (Google Glass FAQ o.J.). Im Jahr 2025 werden sich sowohl die Arbeits- und Akkuleistung, als auch die Kamera, soweit verbessert haben, dass sie im Krankenhausalltag Verwendung finden kann. Denkbar ist eine für die Datenbrille optimierte Version des KIS, mit der sich Behandlungs- und Patientendaten abrufen und neue Daten hinzufügen lassen. So ist beispielsweise die Abbildung von Behandlungspfaden auf dem Head-Up-Display, während der Behandlung, denkbar. Auch lässt sich die Brille zur Dokumentation verwenden, indem sie das Gesprochene des Arztes aufzeichnet und an das KIS übermittelt, wo die Daten gespeichert werden. Möglich ist auch das Anfertigen und Speichern von Bild- und Videomaterial für die Dokumentation während der Behandlung. Vorteilhaft ist dabei die Sprachsteuerung, da der Arzt jederzeit beide Hände für die Behandlung zur Verfügung hat. Auch könnten mit Hilfe der Bilder z.B. ein Ausschlag und Pilzflechten mit Datenbanken abgeglichen werden, um eine Diagnose zu erleichtern. Die Fotos könnten auch für die Dokumentation verwendet werden um beispielsweise den Heilungsverlauf einer Operationswunde zu dokumentieren. Die Datenbrillen könnten auch bei Operationen hilfreich sein (vgl. O'Connor 2014). Dabei ist es möglich vorangegangene Befundbilder, wie Röntgenbilder oder Bilder aus der Computertomografie, während der Operation mit dem lebendigen Objekt abzugleichen, um eventuelle Fremdkörper besser zu identifizieren. Eine weitere Einsatzmöglichkeit könnte eine Gesichtserkennung sein. Denkbar ist, dass über die Kamera die Gesichter der Patienten erkannt werden und sich direkt die dazugehörige Patientenakte öffnen lässt. Die Datenbrille könnte ebenfalls in der Ausbildung der Ärzte zum Tragen kommen. So können Videoaufnahmen während der OP an die Studenten übertragen werden, so dass sie die Eingriffe, aus Sicht des Operateurs, sehen können. Denkbar ist auch der Einsatz bei jungen Ärzten, um die Durchführung zu beurteilen und Verbesserungspotentiale aufzuzeigen. Auch kann sich durch den Einsatz der Smartbrillen und der damit verbundene Einsatz der ePA, der Sprachsteuerung und der Vernetzung, der administrative Aufwand des medizinischen Personals verringern und etwaige Rationalisierungsmaßnahmen, im Bereich des Schreibdienstes, vornehmen lassen.

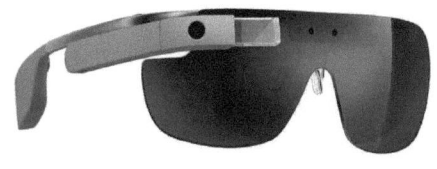

Abbildung 8: Google Glass (Eckstein 2014)

5.4 Smartwatch

Der neueste Trend im Bereich Technologie sind sogenannte „Wearables". Vor allem Smart-watches oder Fitnessarmbänder wären für den Gesundheitssektor interessant. Der Umsatz soll sich innerhalb von 5 Jahren verdreifachen.

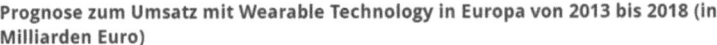

Prognose zum Umsatz mit Wearable Technology in Europa von 2013 bis 2018 (in Milliarden Euro)

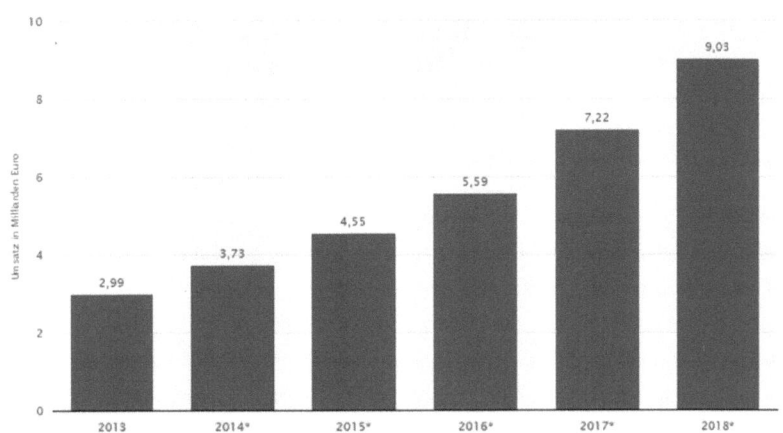

Abbildung 9: Prognose Umsatz mit Wearables in Europa von 2013 bis 2018 in Milliarden Euro (Statista 2014)

Eine Smartwatch wird am Handgelenk wie eine normale Uhr getragen, bietet neben einer ge-wöhnlichen Uhr noch zahlreiche weitere Funktionen. Eine Smartwatch kann Zusatzinformati-onen über Sensoren sammeln, speichern, an ein Smartphone senden oder die Informationen auswerten (vgl. Zagel, Hamper, Brech 2014, S. 21ff). Auch im Krankenhaus könnte eine Smartwatch helfen, indem auch dort Vitalparameter von Patienten gespeichert und überwacht werden. Auch das Klinikpersonal könnte bei einem Notfall bereits erste Informationen enthal-ten oder den Kalender abrufen. Das Feld in diesem Bereich ist sehr weit und wird in Zukunft eine große Rolle spielen. Dieses ist auch daraus abzuleiten, dass immer mehr große Techno-logiefirmen, wie Apple und Google in diesem Bereich investieren. Eine Umfrage in fünf Län-dern hat gezeigt, dass eine Smartwatch im Gesundheitsbereich akzeptiert wird (GFK 2014).

6 Klinikalltag am Beispiel einer Frühschicht im Jahr 2025

Im letzten Kapitel der vorliegenden Ausarbeitung, soll die Beschreibung der Abläufe im Krankenhaus am Beispiel einer Frühschicht, welche im Zeitraum von 6:00 Uhr bis 14:30 Uhr stattfindet, aufgezeigt werden. Dabei werden die bereits erwähnten und denkbaren eHealth-Anwendungen, aus den vorherigen Kapiteln, in diesen Abschnitt mit eingearbeitet. Es soll dadurch eine mögliche Aussage über den zukünftigen Arbeitsalltag im Krankenhaus getroffen werden und das Verständnis der Autoren, für eHealth-Anwendungen im Krankenhaus, deutlich machen. Überschneidungen sind daher in beiden Kapiteln möglich, da zur besseren Veranschaulichung auf die Anwendung in der Praxis eingegangen werden muss. Des Weiteren bestünde die Möglichkeit, die hier abgebildete Frühschicht eines Krankenhauses direkt bei den Beschreibungen einzelner Anwendungen mit einzubinden. Die Autoren haben beschlossen es getrennt aufzuzeigen, da der Ablauf einer Frühschicht so flüssiger und zusammenhängender dargestellt werden kann. Den Autoren ist hinsichtlich der Literarturrecherche deutlich geworden, dass zu diesem Thema wenige bzw. kaum Quellen identifiziert werden können. Dies ist vermutlich darin begründet, dass es nur schwer möglich ist, solche Szenarien sicher und genau hinsichtlich eines Ablaufes in einer Frühschicht abzubilden. Aufgrund der Tatsache, dass einer der drei Autoren dieser Arbeit eine Ausbildung zum Gesundheits- und Krankenpfleger absolvierte, erleichtert dies die Vorstellungen für den Klinikalltag, aufgrund der Erfahrungen und des Verständnisses. Daher wird vor allem die Sicht der Pflegekräfte aufgezeigt. Zudem wird ein Zukunftsszenario abgebildet, welches den Gedanken der Autoren entstammt und es wurden auch kreative Vorstellungen mit einbezogen. Überwiegend sind die Abschnitte nicht mit Quellen belegt, da sie sich auf Literatur aus vorherigen Kapiteln beziehen und das Gedankengut der Autoren wiederspiegeln, welches unter anderem aus den Inhalten einiger Module, z.B. „eHealth-Anwendungen", im Masterstudium entstammt. Es wird außerdem keine explizite Station im Krankenhaus für die folgende Darstellung ausgewählt, da diese jeweils Schwerpunkte setzen und die Ausführung womöglich nur in eine Richtung lenken können. Es wäre auch denkbar gewesen, eine Aufnahme oder Entlassung eines Patienten oder andere Prozesse im Krankenhaus genauer und umfangreich abzubilden. Jedoch erschien den Autoren die Beschreibung des Klinikalltags auf einer Station, in den zwar auch Aufnahmen und Entlassungen hineinspielen, jedoch den Rahmen der vorliegenden Arbeit überschreiten würde, am greifbarsten zu sein. Einige Ausführungen dieses Kapitels, z.B. der Einsatz von Tablet-PCs, sind zudem heutzutage schon in Krankenhäusern oder in anderen Institutionen im Gesundheitswesen vorzufinden. Meist handelt es sich dabei aber um Einzelfälle oder Pilotprojekte. Es geht letztendlich um den zukünftigen flächendeckenden Einsatz dieser Geräte. Außerdem werden vor allem häufig im Krankenhaus vorkommende Routinen und Prozesse abgebildet, sodass nicht alle Vorgänge im Krankenhaus während der Frühschicht berücksichtigt und beschrieben werden können.

Eine Frühschicht beginnt mit der Dienstübergabe. Dabei versammeln sich die Pflegekräfte in einem Raum und tauschen Informationen über Patienten und wichtige Anliegen des Tages aus. Tablets sollen dabei die Übersicht dieser Informationen erleichtern und die alt bekannten Planetten bzw. die mit sich herumtragenden Akten und Dokumente ersetzen. Es ist seitens der Pflegekräfte ein Zugriff auf ein KIS gegeben, da gerade das darin befindliche Pflegeinformationssystem, alle relevanten Daten für die Patientenversorgung aufzeigt und übersichtlich darstellt. Dabei werden viele Anbieter in den nächsten Jahren solche KIS anbieten. Zudem können Tastaturen an die Tablets angeschlossen werden. Dadurch wird es ermöglicht nicht zwingend ohne Tastatur auskommen zu müssen, falls eventuell ältere Mitarbeiter noch Schwierigkeiten mit der Eingabe und Dokumentation aufweisen.

Folgend werden kurz Grundlagen für den Gebrauch dieser mobilen Endgeräte erklärt. Die Tablets sind mit einer Schnittstelle, den sogenannten Accesspoints, von denen es mehrere auf einer Station gibt, verbunden. Die Schnittstellen ermöglichen mit Hilfe des Intranets oder Internets den Informationszugriff auf das KIS. Zur Speicherung der Informationen, z.B. von Patienten, sind eigene Server im Krankenhaus oder auch extern ausgelagerte Server denkbar, welche von diversen Anbietern zur Verfügung stehen. Wahrscheinlicher für dieses Zukunftsszenario wird die webbasierte Speicherung der Daten in der Cloud sein. Dies setzt effektiven Datenschutz und Datensicherheit voraus, beispielsweise in Form von einer guten Verschlüsselung. Die Tablets werden von den jeweiligen Personen einer Schicht geladen. Der Ladevorgang wird ebenfalls im Jahr 2025 wesentlich schneller erfolgen und die Akkulaufzeit auch erhöht sein. Im Falle, ein Tablet-PC wird nicht gebraucht, wird dieser wieder in der dafür vorgesehenen Ladestation abgelegt. Die Autorisierung der Pflegefachkraft für Eintragungen etc. erfolgt über den Fingerabdruck. Dadurch sollen nicht befugte Zugänge vermieden werden. Die Software in einem Tablet ermöglicht es zudem, dass eingesehen werden kann, wann und wer auf das KIS Zugriff genommen hat.

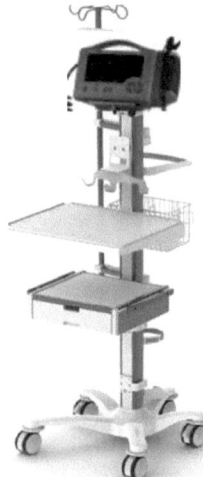

Bezüglich des Ablaufes einer Frühschicht wird nach der Dienstübergabe die erste Begehung der Patientenzimmer vorgenommen. Die Tablets sind dabei immer mitzuführen. Temperatur, Puls und Blutdruck sind dabei zuerst zu messen. Die Messungen erfolgen über Vitaldaten-Monitore, die sich, wie in Abbildung 10 zu sehen, einfach mit in ein Patientenzimmer nehmen lassen. Die erhobenen Daten werden dann über den Vitaldaten-Monitor in das KIS mittels WLAN eingespielt, dem Patienten zugeordnet und auch

Abbildung 10: Vitaldaten-Monitor (LH Klinikservice 2012)

auf dem Tablet abgebildet. Bisher werden diese Messungen und Eintragungen meist noch manuell vorgenommen und beanspruchen daher mehr Zeit.

Bei der Erstbegehung werden auch die Medikationen, z.B. in Tablettenform, auf den Nachttisch der Patienten gelegt. Die individuelle Zusammenstellung der Medikamente in Tablettenform oder Kapseln erfolgt zuvor durch ein technisches Gerät, welches in der Abbildung zu sehen ist (PC-Control 2014).

Die Medikamentenverordnung wird durch den Arzt im Voraus in das KIS eingegeben und auf diesem Gerät abgebildet, welches ebenfalls mit dem KIS in Verbindung steht. Damit wird viel Zeit gespart, da das Medikamentenstellen sonst von einer Pflegefachkraft übernommen wurde und je nach Patient viel Zeit in Anspruch nimmt. Nach der Messung erfolgen die Körperpflege und das Anhängen von Infusionen. Die Übersicht, wer welche Infusionen erhält und bei wem welcher Bedarf der Körpflege besteht, ist aus dem PIS zu entnehmen und wurde bei der Aufnahme oder bei Neuanordnungen des Arztes darin eingetragen.

Die Essensversorgung ist meist in einer Frühschicht gegen 8:00 Uhr und 12:00 Uhr angedacht. Mit Hilfe von robotergesteuerten Essenswagen, welche Hindernisse erkennen, darauf mit Hilfe von Sprache wie z.B. „gehen sie zur Seite" reagieren und automatisch den richtigen und dafür vorgesehenen Platz auf der Station einnehmen, findet diese Versorgung im Jahr 2025 statt (Bischoff 2012). Bisher müssen Essenswagen von einer Person abgeholt und wieder zurück gebracht werden. Durch die Möglichkeit der robotergesteuerten Essenswagen, kann Personal eingespart und an anderer Stelle wieder eingesetzt werden. Um die Essenwünsche entgegen zunehmen, mussten Patienten bisher Kreuze auf ausgedruckten Blättern setzen oder eine Person aus dem Bereich Service und Küche ging einzeln in die Zimmer und erfragte die Wünsche, welche in einem mobile Device eingegeben wurden. Im Jahr 2025 besitzen die Nachtschränke einen Monitor, der für das Fernsehen gedacht ist, aber auch über Touchscreens ermöglicht, das gewünschte Essen unkompliziert einzugeben. Auch die Menge kann genau eingegeben werden. Heutzutage besteht häufig das Problem, dass zu viel Essen für einen Patienten bestellt, wird bzw. die Menge nicht an die Bedürfnisse angepasst sind und die Reste weggeworfen werden müssen. Voraussetzung für die Eingabe am Monitor ist aber ein Patient, der die nötige Compliance besitzt und überwiegend essen darf, was er möchte bzw. nicht durch Erkrankungen in der Wahl des Essens stark eingeschränkt ist.

Auf jeder Station im Krankenhaus haben zu einem gewissen Anteil Patienten Diabetes, meist in Form von Typ zwei. Daher sind die Messung des Blutzuckers und das Spritzen von Insulin vor der Essenausgabe in der Routine der Station fest integriert. Bisher wurden die Werte des Patienten manuell ausgelesen. Im Jahr 2025 besteht die Möglichkeit, die Ergebnisse der Messung, wobei diese zwar noch selbst durchzuführen ist, egal ob von der Pflegekraft oder dem Patienten, an eine Station zu senden. Diese ist wieder mit dem KIS verbunden und die Werte des Blutzuckers werden beim Patienten entsprechend, z.B. in einem Kurvenverlauf, hinterlegt. Dadurch wird der Dokumentations- und Zeitaufwand im Vergleich zur heutigen Zeit gesenkt. Nach dem Frühstück finden in der Regel Untersuchungen und Diagnostiken für die Patienten statt, welche in einem Workflow-Managementsystem bereits nach Feststellung der Diagnose im Krankenhaus angelegt und hinterlegt wurden. Diese werden im PIS für die Pflegekräfte als Erinnerung nochmal angezeigt. Wenn der Patient direkt abgerufen werden soll, wird, statt wie bisher über das Telefon, die Nachricht an eine Smartwatch der Pflegekraft weitergeleitet und es ertönt ein spezieller Ton, welcher nur diesem Anliegen zugeordnet werden kann. Daraufhin wird der Patient, falls notwendig, für die Untersuchung vorbereitet und von einer Person, beispielsweise zum MRT, gebracht. Generell kann auch über eine Smartwatch Unterstützung im Klinikalltag gefordert werden. Angenommen in dieser besagten Frühschicht stürzt ein Patient und eine andere Pflegekraft benötigt Hilfe bei der Lagerung eines Patienten, können dadurch andere Pflegekräfte aber auch Ärzte schnell vor Ort sein. Bisher konnte meist über eine Klingel im Patientenzimmer, die nicht immer in Reichweite ist und erfordert, dass eine andere Pflegekraft in einem anderen Patientenzimmer einen Schalter betätigen muss, um den Hilferuf über die Klingel zu hören, Hilfe geholt werden. Dabei sollen auch wieder unterschiedliche Töne der Smartwatch eine bestimmte Aussagekraft haben. Jedoch ist die Hygiene und die Möglichkeit des Hängenbleibens an anderen Gegenständen dabei kritisch im Praxisalltag zu betrachten.

Neben Untersuchungen und Diagnostiken finden vormittags die Visiten statt, welche von einer für den Bereich zugeteilten Pflegefachkraft begleitet werden. Die Visiten werden dabei sehr ähnlich ablaufen, wie im folgenden Beispiel eines bereits durchgeführten Pilotprojektes. Dabei konnte mit Hilfe einer Applikation auf dem Tablet, welche von SAP entwickelt wurde, Zugriff auf ein bestimmtes KIS von Siemens genommen und z.B. Bilddateien und Befunde eingesehen werden. Eine kurze Schulung der Ärzte fand statt, wobei viele von ihnen bereits nach sehr kurzer Schulungszeit motiviert waren und mögliche Vorteile schnell auf der Station in Erfahrung bringen wollten. Die Visiten waren aufgrund der besseren Darstellung von Laborwerten und Befunden wesentlich effizienter. So konnten zeitliche Ressourcen durch die immer paraten Daten bzw. Informationen eingespart und schneller Entscheidungen direkt am Patientenbett getroffen werden (i.s.h.med/Soarian Health Archive, 2012: 64ff).

Eine weitere technische Änderung wird sich auch bei der Dokumentationsart ergeben, die unter anderem für Visiten, Diagnostiken und pflegerische Dokumentation relevant sein wird. Wie üblich wird heutzutage noch sehr häufig schriftlich dokumentiert. Dabei ist die flächendeckende Festhaltung von Informationen mittels manueller Eingabe in PCs oder Tablets in einem Krankenhaus schon ein gut denkbares Zukunftsszenario. Eine alternative und sehr gut vorstellbare weitere Art der Dokumentation ist die Aufzeichnung der Sprache, welche in Textform mittels eines Mikrofons, z.B. mit der Smart Glasses oder Datenbrille, auf Tablets und anderen Geräten abgebildet wird. Während dieser Frühschicht wird so bereits in der Visite alles über die Sprache verschriftlicht und der administrative Aufwand des Arztes dadurch reduziert. Es wurde das Beispiel die MRT-Untersuchung des Patienten in der Beschreibung der Frühschicht erwähnt. Vor allem während dieser Durchführung der Untersuchung eignet sich die Analyse der Befunde durch Eingabe der Sprache mittels einer Smart Glasses, welche bequem zu tragen ist, sehr gut. Großer Vorteil ist die Tatsache, dass wichtige Informationen zur Weiterbehandlung schneller und vollständig zur Verfügung stehen, als bisher mittels manueller Eingabe am PC, welche meist erst später erfolgte und möglicherweise relevante Informationen nicht im Ganzen erfasst werden.

Die Veränderungen, welche sich durch die Visite für den Patienten ergeben, sind wieder im PIS/KIS einzusehen. Diese, beispielsweise neue Medikationsverordnungen, Therapieverfahren oder geplante Untersuchungen, werden anschließend meist vormittags von den Pflegekräften für den jeweiligen Zuständigkeitsbereich ausgearbeitet und vermerkt. Generell werden im Jahr 2025 relevante Informationen in einer elektronischen Patienten- oder Fallakte, je nach Patienteneinwilligung, automatisch in einem Krankenhaus gespeichert. So können auch Untersuchungsergebnisse der Diagnostik, z.B. CT, MRT oder auch Laborwerte, darin gespeichert werden und stehen auch Haus- sowie Fachärzten zur Verfügung. Dies ist insofern wichtig, da der Patient nach dem Krankenhausaufenthalt bedingter Weise dort zur Weiterbetreuung- und Behandlung erscheinen wird.

Im weiteren Verlauf der Frühschicht findet noch abschließend die Dienstübergabe für die Spätschicht statt. Diese verläuft dabei sehr ähnlich wie bereits bei der Frühschicht beschrieben.

Der hier aufgeführte Ablauf in einem Krankenhaus vereint schlussendlich mehrere denkbare und bereits eingesetzte Anwendungen im Bereich eHealth, die zu effektiveren und effizienteren Prozessen führen können und Pflegekräfte bzw. medizinisches Personal entlasten werden. Dennoch ergeben sich auch neue Probleme durch diese Technik, die unter anderem im Kapitel Diskussion kurz dargestellt werden.

7 Diskussion und Ausblick

Die angeführten eHealth-Anwendungen sind neben dem bereits beschriebenen Nutzen, hinsichtlich der eingangs aufgezeigten Probleme dieser Ausarbeitung, auch skeptisch zu betrachten. Die Akzeptanz aus Sicht der professionellen Ebene und Patienten muss für den alltäglichen Gebrauch in einer Einrichtung wie dem Krankenhaus aufgezeigt werden. Dabei wurde den Autoren bewusst, dass je mehr Technologien im Alltag eines Krankenhauses im Jahr 2025 verwendet werden, auch die Patienten zunehmend Verständnis aufzeigen müssen oder sogar selber zur Nutzung gebeten werden, wie beispielsweise die Eingabeaufforderung für Essenausgaben über einen Touchscreen am Nachttisch, was im Kapitel sechs thematisiert wurde. Auf professioneller Ebene ist die Nützlichkeit und Gebrauchstauglichkeit (usability/ease of use) der Software zu hinterfragen. Bezugnehmend auf Leistungserbringer und Leistungsnehmer ergibt sich das Problem, dass sich ein gewisser Personenkreis heutzutage bereits von solchen Innovationen distanziert und demnach auch elf Jahre später nicht zwangsläufig damit auseinandersetzen wird. Jedoch kann dem auch widersprochen werden, da sich die Technologie immer mehr in den Alltag etabliert und so auch die Akzeptanz steigen kann. Die realistische Einschätzung der flächendeckenden Anwendung von eHealth-Produkten steht im Fokus der Autoren, doch stellen die eben genannten Probleme mögliche Hindernisse dafür dar. Zudem besteht in politischer Hinsicht und in der Gesetzeslage für den Einsatz von eHealth-Anwendungen ein sehr großer Handlungsbedarf in Deutschland.

Die Hygiene ist ein weiterer Kritikpunk der eHealth-Anwendungen. Mobile Geräte bzw. die Eingabe über Touchscreens z.B. auf Tablets ist problematisch, wie im Abschnitt 5.2.3 aufgezeigt wurde. Das Tragen von Smartwatches im Krankenhausalltag ist hinsichtlich des Arbeitsschutzes und der Hygiene ebenfalls kritisch zu betrachten.

Die einbezogene Literatur in der hier vorliegenden Ausarbeitung ist mit Limitationen zu sehen. Dabei wurden Quellen genutzt, die zwar eHealth-Anwendungen beschreiben, aber dennoch nicht explizit ein sicheres Zukunftsszenario für das Krankenhaus abbilden. Daher war auch die kreative Vorstellung der Autoren gefordert, worüber aber wiederum das Verständnis und ein Transfer für die Praxis hergestellt und vertieft wurde. Generell ist es schwer ganz nachvollziehen zu können, wie in elf Jahren der Alltag und vor allem das Informationsmanagement sowie einzelne Teilprozesse, wie z.B. die Entlassung im Krankenhaus, ablaufen werden. Des Weiteren fiel es den Autoren schwer, sich auf bestimmte Anwendungen im Bereich eHealth, für ein zukünftiges Krankenhaus, zu einigen. Daher sind mehrere Ansätze aufgezeigt worden, wodurch sich die Autoren erhoffen, möglichst viele Teilprozesse im Krankenhaus damit zu unterstützen. Zudem stellt die Beschreibung einer Frühschicht die Verknüpfung zwischen all diesen Prozessen dar. Die Tatsache, dass die Perspektive der Pflege, im Kapitel sechs häufiger dargestellt wird, ist darin begründet, dass einer der Autoren eine Ausbildung in dem Bereich absolvierte.

8 Fazit

Zusammenfassend konnte hinsichtlich der Fragestellung „Welche eHealth-Anwendungen sind aufgrund der sich verändernden Bedingungen im Gesundheitswesen speziell im Krankenhaus im Jahr 2025 flächendeckend denkbar?" erarbeitet werden, dass vor allem der Wettbewerbsdruck unter den Institutionen, der Mangel an Fachpersonal in der Pflege und die Zunahme an Kosten für die Gesundheitsversorgung die Krankenhauslandschaft zukünftig verändern wird. Dadurch sind die in der vorliegenden Ausarbeitung beschriebenen eHealth-Anwendungen gefragt, um diesen Problemen entgegentreten zu können. Die aufgezeigten Potentiale der Anwendungen führen durchaus zu Zeitersparnissen, können darüber hinaus Kosten senken, da Personal eingespart bzw. an anderer Stelle zum Einsatz kommen kann. Das KIS nimmt zukünftig eine noch relevantere Stellung im Krankenhaus ein und wird über diverse Schnittstellen mit Tablets und anderen Geräten kommunizieren können. Es stellt den wichtigsten Punkt im Informationsmanagement und damit für relevante und benötigte Patientenformationen dar. Durch die direkte Verknüpfung mit dem KIS sind die Daten- und Informationseintragungen und -auslesungen wesentlich effizienter als bisher. Die ePA ist wesentlich darin integriert und wird in Krankenhäusern flächendeckend zum Einsatz kommen. Dabei sind einheitliche Standards notwendig, wie z.B. DICOM und HL7. Aber auch die Möglichkeit der Integrationslösung PEGASOS ist ein vielversprechender Ansatz. Der Austausch von Daten und Informationen erfolgt über diverse Access Points mit Hilfe von WLAN, welche in jedem Krankenhaus zur Verfügung stehen werden. Fast alle beschriebenen Anwendungen in der vorliegenden Arbeit sind mit dem KIS verbunden. Auch Smart Glasses sollen diese Möglichkeiten erhalten. Diese Gerätschaften sind durch die beschriebenen Eigenschaften durchaus sehr nützlich für den Krankenhausalltag, z.B. um Bilder von Wunden zu erstellen und diese direkt in das KIS für den jeweiligen Patienten zu hinterlegen. Die beschriebene Sprachsteuerung bietet ebenfalls großes Potential, um den Dokumentationsaufwand zu vereinfachen und dadurch Zeit und Kosten zu sparen. Hierbei ist der Weg zum papierlosen Krankenhaus sehr deutlich aufgezeigt, welcher zukünftig immer mehr Einzug halten wird. Die Smartwatch ist ebenfalls nützlich, vor allem wenn es darum geht wichtige Nachrichten darauf zu empfangen oder darüber Hilfe von anderen Kollegen anzufordern. Der technologische Fortschritt ist, wie aus der Ausarbeitung hervorgeht, bereits vorhanden, um Abläufe im Krankenhaus effizienter zu gestalten und sich ein Wettbewerbsvorteil als Krankenhaus, durch die Integration der eHealth-Anwendungen, zu verschaffen. Der Mehrwert dieser Anwendungen, welcher zwingend und erforderlich auch die Problematiken wie Akzeptanz, Hygiene, Arbeitsschutz und Alltagstauglichkeit hinterfragen soll, muss letztendlich erkannt und abgewogen werden, um im Jahr 2025 den flächendeckenden Einsatz zu ermöglichen.

Abbildungsverzeichnis

Tabellenverzeichnis

Literaturverzeichnis

Amelung, Krauth, Mühlbacher (/): Elektronische Patientenakte. In: www.wirtschaftslexi-kon.gabler.de. URL: http://wirtschaftslexikon.gabler.de/Definition/elektronische-patien-tenakte.html

Amiri, Diekmann, Fabeck (2012): Evaluation von mobilen Endgeräten für den Einsatz bei mobiler Visite, bei Pflege und in anderen Szenarien. In: http://deutscher-krankenhaus-tag.de. URL: http://deutscher-krankenhaustag.de/de/vortraege/pdf/Simon_endgueltig.pdf (letzter Aufruf am 7.12.2014)

Bischoff, K. (2012): "Bitte gehen Sie zur Seite". In: www.berliner-zeitung.de. URL: http://www.berliner-zeitung.de/berlin/krankenhaus-roboter--bitte-gehen-sie-zur-seite-,10809148,14576694.html (Letzer Aufruf am 7.12.2014)

Blobel, B./Gobrecht, K.-H./Heitmann, K. U./Norgall, T./Oeming, F. (2009): HL7 Kommunikati-onsstandards für das Gesundheitswesen – Ein Überblick, Köln 2009.

Blum, K./Löffert, S./ Offermanns, M./Steffen, P. (2013): Krankenhaus Barometer – Umfrage 2013. In: www.dkgev.de URL: http://www.dkgev.de/media/file/15338.2013-11-20_An-lage-Krankenhaus_Barometer_2013_final.pdf (Letzter Aufruf am 14.11.2014).

Blum, K./Löffert, S./Offermanns, M./Steffen, P. (2012); Krankenhaus Barometer – Umfrage 2012. In: www.dkgev.de URL: http://www.dkgev.de/media/file/14190.2012-12_Kranken-haus_Barometer_2012.pdf (Letzter Aufruf am 14.11.2014).

Böhm, K./Tesch-Römer, C./ Ziese, T. (2009): Gesundheit und Krankheit im Alter - Beiträge zur Gesundheitsberichterstattung des Bundes, Berlin 2009.

Bräuer/ Günther (2012): Mobile Endgeräte und IT-Sicherheit. In: http://www.sanovis.com. URL: http://www.sanovis.com/uploads/media/Mobile_Endgeraete_IT-Sicherheit_1.pdf (letzter Aufruf am 7.12.2014)

Bundesamt für Sicherheit und Informationstechnik (2013): Überblick Consumerisation und BYOD. In: https://www.bsi.bund.de. URL: https://www.bsi.bund.de/SharedDocs/Down-loads/DE/BSI/Grundschutz/Download/Ueberblickspapier_BYOD_pdf.pdf?__blob=publi-cationFile

Bürgy, R./Pabst, F./Karcher, C. (2012): Behandlungsergebnisse messen und vergleichen, in: KU Special IT, Apps & Telemedizin – Die Zukunft im Krankenhaus, o. O. 2012.

Checkme! Team (2013): "Bring your own Device(BYOD)" gehört heute zum Standard in deutschen Krankenhäusern. In: https://www.klinikstandards.de. URL:

https://www.klinikstandards.de/blog/bring-your-own-device-byod-gehort-heute-zum-standard-in-deutschen-krankenhausern/

Dolata, U./Werle, R. (Hrsg.) (2007): Gesellschaft und die Macht der Technik – Sozioökonomischer und institutioneller Wandel durch Technisierung, Frankfurt/Main, 2007.

Eckstein, M (2013/2014): Google Glass, in www.connect.de. URL: http://www.connect.de/news/google-glass-funktionen-apps-bedienung-1495913.html (Letzter Aufruf am 22.11.2014).

Gärtner (2011): Mobilgeräte und Apps in der Medizin aus regulatorischer Sicht. In: http://www.e-health-com.eu. URL: http://www.e-health-com.eu/fileadmin/user_upload/dateien/Downloads/Gaertner_Mobilgeraete_und_Apps_aus_regulatorischer_Sicht.pdf (letzter Aufruf am 6.12.2014)

GFK (2014): GfK Umfrage: Smartwatches haben Potential. In: http://www.notebookcheck.com. URL: http://www.notebookcheck.com/GfK-Umfrage-Smartwatches-haben-Potential.127979.0.html (letzter Aufruf am 6.12.2014)

Google Glass FAQ (o.J.): in www.sites.google.com. URL: https://sites.google.com/site/glasscomms/faqs (Letzter Aufruf am 22.11.2014).

Haas, P (2014): Krankenhausinformationssysteme, in : www.e-health-com.eu. URL: http://www.e-health-com.eu/fileadmin/user_upload/dateien/Branchenfuehrer_Healthcare_IT/BF_2014_KIS.pdf (Letzter Aufruf am 06.12.2014).

Henke, K.-D./Erhard, T. (2011): Beschäftigungsentwicklung in der Gesundheitswirtschaft, in: Lohmann, H. (Hrsg.), Mitarbeiter Händeringend gesucht: Personalkonzepte sichern Überleben. S. 9-15, Heidelberg 2011.

Hilbert, J. und M. Evans (2009): Mehr Gesundheit wagen! Gesundheits- und Pflegedienste innovativ gestalten, Friedrich-Ebert-Stiftung – Abteilung Wirtschafts- und Sozialpolitik, Bonn 2009.

HIMSS Analytics group (2005): EMRAM-Bewertung. In: http://himss.eu/de. URL: http://himss.eu/de/analytics (letzter Aufruf am 612.2014)

i.s.h.med/Soarian Health Archive (2012): Mit dem Tablet-PC auf Visite. inside: health IT SPECIAL 04/12. S. 64-67.

Jähn(2014): UKE mit elektronischer Patientenakte europaweit auf Platz 1. In: https://www.uke.de. URL: https://www.uke.de/medien/index_78004.php (letzter Aufruf am 6.12.2014)

Kopetsch, T. (2007): Studie zur Altersstruktur- und Arztzahlentwicklung: Daten, Fakten, Trends. In: www.bundesaerztekammer.de URL: http://www.bundesaerztekammer.de/downloads/Arztzahlstudie_09102007.pdf (Letzter Aufruf am 14.11.2014).

Langwieser, C. (2013): Healthstyle ist der neue Lifestyle. In: Nemec, S./ Fritsch, H. J. (Hrsg.):Die Klinik als Marke – Markenkommunikation und -führung für Krankenhäuser und Klinikketten. Berlin, Heidelberg 2013, S. 163-170.

LH Klinikservice – Fachandel und Beratung für Medizintechnik (2012): Zukunftsvision mobiler Arbeitsplatz – ein Schritt zum papierlosen Krankenhaus. In: www.medizintechnik.us. URL: http://www.medizintechnik.us/zukunftsvision-mobiler-arbeitsplatz-ein-schritt-zum-papierlosen-krankenhaus.html (letzter Aufruf am 7.12.2014)

Lüthy, A./Buchmann, U. (2009): Marketing als Strategie im Krankenhaus – Patienten- und- Kundenorientierung erfolgreich umsetzen, Stuttgart 2009.

Marabu GmbH (2012): Kommunikation über Krankenhausgrenzen hinweg, in: KU Special - IT, Apps & Telemedizin – Die Zukunft im Krankenhaus, o. O. 2012.

Marabu GmbH (o.J.): Pegasos. URL: http://www.marabu-edv.de/files/fotos/loesungen/grafiken/Grafik-Integrationsloesungen.jpg (letzter Aufruf am 5.12.2014)

Meru Networks Germany (2013): Unterbrechungsfreies WLAN Netzwerk im Gesundheitswesen. In: www.merunetworks.com. URL: www.merunetworks.com/collateral/brochures/meru-healthcare-deutsch-0-5.pdf

Mirza, M. (2009): Aufs Wort Gehört. EHEALTHCOM 05/14. S. 26-30.

Neumann, S. (2011): Standards der IT im Krankenhaus, in: Gocke, P./Debatin, J. F. (Hrsg.): IT im Krankenhaus – Von der Theorie in die Umsetzung, Berlin 2011.

Niedersächsisches Ministerium für Wirtschaft, Arbeit und Verkehr(2012): IT-Report Gesundheitswesen. Schwerpunkt IT im Krankenhaus. In: http://www.aerzteblatt.de. URL: http://www.aerzteblatt.de/download/files/2012/03/down8563301.pdf (letzter Aufruf am 6.12.2014)

Nuance (2009): Kosten, Qualität und Sicherheit Spracherkennung in der klinischen Dokumentation.

Nuance (2012): Die 360° Dimension: Immer.Überall.Sofort. In: www.nuance.de. URL: http://www.nuance.de/landing-pages/gesundheit/image-broschure-dach/index.html#/22/ (Letzter Aufruf am 14.11.2014).

Nüßle (2013): Elektronische Patientenakte unter Verwendung eines Tablet-PCs. Diplomarbeit. Hochschule Heilbronn/ Universität Heidelberg.

O'Connor, A. (2014): Google Glass enters the Operating Room. In: www.nytimes.com URL: http://well.blogs.nytimes.com/2014/06/01/google-glass-enters-the-operating-room/?_r=0 (Letzter Aufruf am 05.12.2014).

PC-Control (2014): Automatisierte Medikamentenstellung in Krankenhäusern. In: www.pc-control.net. URL: http://www.pc-control.net/pdf/special_packaging_2014/solutions/pcc_special_packaging_2014_eco-dex_d.pdf (letzter Aufruf am 7.12.2014)

Pianykh, O. S. (2012): Digital Imaging and Communications in Medicine (DICOM), Berlin Heildelberg 2012.

Pramann, O./ Graf, K./ Albrecht, U .(2012): Tablet-Pc Im Krankenhaus. Hygienische Aspekte beachten. Themen der Zeit. Deutsches Ärzteblatt 04/12. S. 706-707.

PwC (2012): 112- und niemand hilft – Fachkräftemangel: Warum dem Gesundheitssystem ab 2030 die Luft ausgeht. In: www.pwc.de URL: http://www.pwc.de/de/gesundheitswesen-und-pharma/fachkraeftemangel_2012.jhtml# (Letzter Aufruf am 14.11.2014).

Pwc (2014): Paperilose Klinik bleibt Vision- Deutschland liegt bei eHealth zurück. In: www.pwc.de. URL: http://www.pwc.de/de/pressemitteilungen/2014/papierlose-klinik-bleibt-vision-deutschland-liegt-bei-ehealth-zurueck.jhtml (letzter Aufruf am 6.12.2014)

RWI (2012): Krankenhaus Rating Report 2012: Immer mehr Kliniken im „Roten Bereich. In: www.rwi-hessen.de URL: http://www.rwi-essen.de/presse/mitteilung/89/ (Letzter Aufruf am 14.11.2014).

Schmidt-Retting, B./Eichhorn, S. (2008): Krankenhaus-Managementlehre – Theorie und Praxis eines integrierten Konzepts, Stuttgart 2008.

Schröder/ Matuschzik (2002): Tablet Computing in Krankenhäusern. In: http://winfwiki.wi-fom.de. URL: http://winfwiki.wi-fom.de/index.php/Tablet_Computing_in_Krankenh%C3%A4usern#cite_note-3 (letzter Aufruf am 6.12.2014)

Statista (2014): Absatz von Tablets* weltweit vom 2. Quartal 2010 bis zum 2. Quartal 2014 nach führenden Betriebssystemen (in Millionen Stück). In: http://de.statista.com. URL: http://de.statista.com/statistik/daten/studie/190220/umfrage/absatz-von-tablets-weltweit-nach-betriebssystem-seit-q2-2010/ (letzter Aufruf am 6.12.2014)

Statista a) (2014): Prognose zum Umsatz mit Wearable Technology in Europa von 2013 bis 2018 (in Milliarden Euro) In: http://de.statista.com. URL: http://de.statista.com/statistik/daten/studie/322222/umfrage/prognose-zum-umsatz-mit-wearable-computing-geraeten-in-europa/ (letzter Aufruf am 6.12.2014)

Statistische Ämter des Bundes und der Länder (2011): Demografischer Wandel in Deutschland - Heft 1 - Bevölkerungs- und Haushaltsentwicklung im Bund und in den Ländern - Ausgabe 2011. Wiesbaden 2011.

Statistisches Bundesamt (o.J.): Gesundheitsausgaben nach Einrichtungen in Millionen Euro. In: www.destatis.de URL:https://www.destatis.de/DE/ZahlenFakten/GesellschaftStaat/Gesundheit/Krankenhaeuser/Tabellen/KrankenhaeuserJahreOhne100000.html (Letzter Aufruf am 14.11.2014).

Statistisches Bundesamt(o.J.): Krankenhäuser, Einrichtungen Betten und Patientenbewegung. In: www.destatis.de URL:https://www.destatis.de/DE/ZahlenFakten/GesellschaftStaat/Gesundheit/Krankenhaeuser/Tabellen/KrankenhaeuserJahreOhne100000.html (Letzter Aufruf am 02.01.2014).

Terry (2013): 47% Of Doctors Use Smartphone, Tablet AND PC. In: http://www.informationweek.com. URL: http://www.informationweek.com/mobile/47--of-doctors-use-smartphone-tablet-and-pc/d/d-id/1111170 (letzter Aufruf am 6.12.2014)

Wat/sgo/rm (2012): Wie Patientendaten fliegen lernen. In: http://www.rp-online.de. URL: http://www.rp-online.de/leben/gesundheit/medizin/wie-patientendaten-fliegen-lernen-aid-1.3050955 (letzter Aufruf am 6.12.2014)

Wiley- VCH Verlag (2011): Charite: Der klinische Arbeitsplatz der Zukunft ist mobil In: http://www.management-krankenhaus.de. URL: http://www.management-krankenhaus.de/news/charite-der-klinische-arbeitsplatz-der-zukunft-ist-mobil (letzter Aufruf am 6.12.2014)

Zagel, Hamper, Brech (2014): SmartHealth for Senior Self-Monitoring: Nutzenpotentiale von Smartwatches für die Überwachung des Gesundheitszustands von Senioren. In: http://www.academia.edu. URL: http://www.academia.edu/7011628/SmartHealth_for_Senior_Self-Monitoring_Nutzenpotenziale_von_Smartwatches_f%C3%BCr_die_%C3%9Cberwachung_des_Gesundheitszusands_von_Senioren (letzter Aufruf am 6.12.2014)

BEI GRIN MACHT SICH IHR WISSEN BEZAHLT

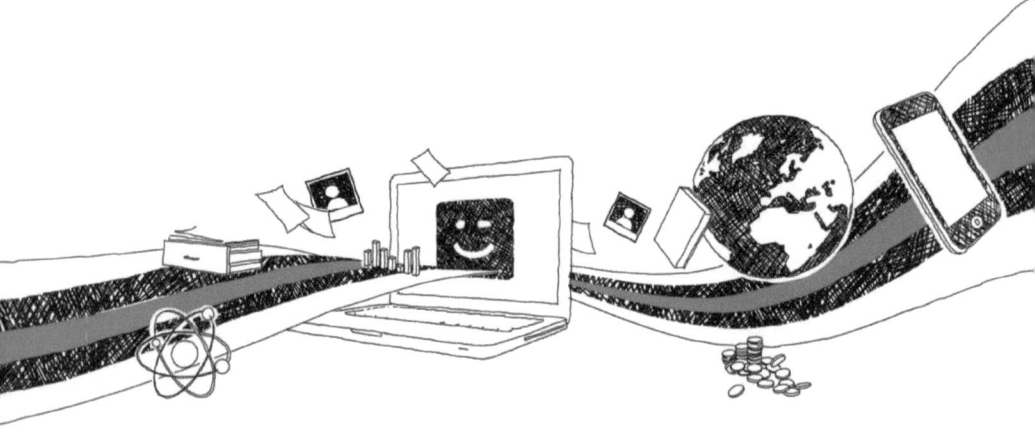

- Wir veröffentlichen Ihre Hausarbeit, Bachelor- und Masterarbeit

- Ihr eigenes eBook und Buch - weltweit in allen wichtigen Shops

- Verdienen Sie an jedem Verkauf

Jetzt bei www.GRIN.com hochladen und kostenlos publizieren

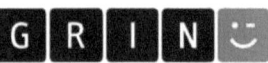